津沽中医珍籍

第二辑

总顾问　张伯礼　张大宁

总主编　王栩冬　赵　强　郭利平

天津出版传媒集团

天津科学技术出版社

《津沽中医珍籍》系列丛书
编委会

总 顾 问　张伯礼　张大宁

总 主 审　高文柱　于春泉

顾　　问　吴仕骥　郭洪耀　郭洪图

总 主 编　王栩冬　赵　强　郭利平

副总主编　王　舒　张　磊　张勉之　刘　毅
　　　　　安世华　田　露　潘　东　陈景林

编　　委（按姓氏笔画排序）
　　　　　马国海　王　蕾　王慧生　王耀光
　　　　　刘　晶　宋光明　张西波　张志国
　　　　　张朝晖　吴胜广　郝　征

秘　　书　何　璇　张丽红　李珊珊　张润琛

第二辑　编委名单

主　　编　王　舒　潘　东
副主编　宋光明　崔维强　杨　勇　李　礼
编　　委（按姓氏笔画排序）
　　　　　　王　凯　李子君　杨培树　何学志
　　　　　　张立娜　张宝兰　张淯钧　郭　威
　　　　　　戚玉芝

《津沽中医珍籍》系列丛书序文

数百年的津沽大地，源远流长的中华文化在此汇聚，近一两百年来，华洋杂处，中西融汇，又成为中西汇通的发祥地。两种文化不断碰撞，不断积淀，形成了兼收并蓄的津沽文化。津沽中医文化亦然，历代南北医家云集于此，他们既勤求古训，博采众方，衷中参西，仁心济世，又著书立说，传承医粹，不仅成就了众多蜚声杏林的名医大家，也刊行了各类学科纷呈的医籍名著。

由于年代久远，大多津沽名医之医籍名著，或仅存其名，或残破不全，或鲜见于世。如何将散落的津沽中医文化碎片进行较为系统的收集与整理，是时代的需要，是事业的需要，也是我市中医文化保存和发展的需要。

习近平总书记在2020年6月2日主持召开的专家学者座谈会上指出："要加强古典医籍精华的梳理和挖掘。"作为当代中医工作者责无旁贷！我们要义不容辞地做好津沽中医文化"抢救性"工作，努力挖掘、梳理、传承其精华，戮力守正、创新、发展其国粹，使天津这座历史名城的文化遗产发扬光大。

由天津市中医药研究院、天津中医药大学等单位，收集了津沽自金代末年至民国时期的40余种医籍残本、珍本等，进行了整理、校正、点评，并出版《津沽中医珍籍》系列丛书。文化是一个民族的灵魂,一个民族,如果没有自己的文化,这个民族永远不会强大。出版这套《津沽中医珍籍》,就是落实习总书记"保护好城市历史文化遗产"重要指示的一个举措。中医文献的价值非常重大,虽然文献年代久远,但历久弥新,学术长青。文献中的精华,不仅有传承,还能从中寻找到解决临床问题的思路和方法,其独特的理论方法和原创的思维模式,也为解决当前医学难题开拓新的路径,丰富当代医药领域研究内容。

现在,中医药文献的人才已经出现了断层,如何抢救、挖掘、整理津沽散落的中医药古医籍文献,也是当务之急。欣慰的是,本市有一批热衷于此的中医医史文献人才,如有老一辈专家高文柱、吴仕骥、郭洪耀等,他们富有学术责任感,学识渊博,经验成熟,有能力指导做好这件事。同时也在这个过程中带出一支青年医史文献研究队伍,在实践中培养,在实践中成长。所以,我们必须抓住这个有利时机,高质量地完成这套丛书,不给事业留遗憾,不给时代留遗憾。

这套丛书具有一定的历史文献价值和临床实用价值,希望能为天津中医药事业乃至全国中医药事业,传承创新发展作出应有的贡献!

中国工程院院士 国医大师
中国中医科学院 名誉院长 张伯礼
天津中医药大学 名誉校长

2024年初冬于天津静海团泊湖畔

前　言

古往今来，医之大家灿若繁星，传世医籍浩如烟海，而今"要加强古典医籍精华的梳理和挖掘"，已是时代之需。

天津，自古因河而生，因河而盛，古时名为直沽，自明朝初年设为卫戍之地"天津卫"之后，也称"津沽"；因其位于渤海之滨，地处九河下梢，以独特的开放性地缘优势，使津沽文化具有鲜明的地域性、包容性和开放性。此品性，也沁润着不断传承与发展的津沽中医。

数百年来，中医在津沽大地生生不息，云集了大江南北的名家翘楚，吸纳了古今中西的医学精华。医家不仅仁心济世，技艺纷呈，而且著书立说，百家争鸣，逐渐形成了独具特色的"津沽医派""汇通学派"等彪炳于世。

津沽医家之医籍，上迄金元，下至民国，约有二百多种刊行，并流传于世。它见证了津沽中医的传承与发展脉络，记录了历代医家的学术思想和临床经验，传承了本地人民的养生与保健方法；它堪称是一座城市的历史文化遗产。然而，由于年代久远、天灾兵祸等因素，有些医籍，或鲜见于世，或仅存其名不知所处，或残缺不全而成残卷。

由于各种原因，以往全国各地尚未有全面地、系统性地挖掘和整理地方性中医古籍，本市亦然。

如何挖掘地方性中医古籍，我国医史文献一代宗师郭霭春教授在"地方志与医学文献整理"文中指出："至于民间医生所著医书大部分被遗漏了，不能不说这是作为医部专题书目的一大缺陷。地方志中有关医家书目，无论已经刊行，或家藏稿本，均加以著录。其书目之多，门类之全，都是以往书目所未见的。把这些书目分类甄录、汇集成编，不仅能显示出我国民间医学文献的光辉成就，补充以往书目的不足，而且有利于因地求书、因书知学"。

天津市中医药研究院，联合天津中医药大学郭霭春医史文献研究所等单位，组织全市有关专家，根据《中医古籍联合目录》《中国分省医籍考》等书籍的相关记载，并查阅地方志，确定收集与整理书目；收集范围主要是民国之前，由津门医家编著刊行或未刊行的；收集书籍主要源自国内中医药大学图书馆、省市图书馆等，甚至民间家藏；收集原书，或影印本，或抄本；整理人员本着固守底本原文，兼顾方便阅读，按照《中医古籍整理规范》要求进行整理，并完成文字由繁易简，版面竖排转横，且参照其他版本进行对校或他校。

本系列丛书涵盖了中医内科、外科、妇科、儿科、针灸、伤寒、疫病、养生、验方、中药、医话等类，共40多部书籍。其中《补注瘟疫论》《痧症传信方》《说疫》等书中对中医药防治瘟疫、鼠疫、霍乱、痢疾、天花等烈性传染病均有论述，能反映出天津地区自明代至民国时期防治疫病的整体水平，具有历史意义和现实意义。

《窦太师外科全书》《外科医镜》等书籍为自宋末元初至民国时期天津地区外科著作，书中对中医疮疡内外治疗诸法均有论述，对中医外科辨证论治的论述极为精当，详述中医外科器械，为中医外科著作中所不多见，反映出天津地区的外科发展史，具有极高的学术价值、文献价值和历史价值，也是本市中医疮疡学科在全国处于领先水平的根基；窦默所著《针经指南》，为中医学史上公认的具有极高价值的经典著作，与《针灸甲乙经》《针灸大成》齐名，其版本是目前保存最为完整的。

《医方丛话》《验方汇集》《三指捷编》《注礼堂医学举要》《经验良方》等书对中医内、外、妇、儿、眼各科皆有精当论述，并涉及养生和饮食，及畜病经验方等，尤其是《中西医话》《养生医药浅说》《国医正言》等，以中医为主，兼附西医之融合，可见天津地区当时中西医并用之端倪，其中西汇通之理念，至今历久弥新。

民国二十三年出版的《中华新药物学大辞典》，共收药品1500余种，以显微镜检查其内部构造，并分析其主要成分，测算其用量，试验其功效等，在我国率先开创了采用现代方法研究传统中药之先河。

为了便于了解津沽医家及其医籍的概况，在篇首对著书医家和专著内容进行了简介，在篇尾对其学术思想进行了注疏；同时，为了便于进一步研究该书籍，提供了藏书的主要线索。其用心之处，不可多见，如有失体，还望海涵。由于版式变更造成的文字变化，均已更正，底本中的异体字、俗写字、错别字均已修正，故均不出注。其中，生涩难懂之字词，生僻难见之术语，因现在查阅，随手可得，均不出注，还请包容。

张伯礼院士自2022年9月至今，多次对整理的书稿进行审阅，并从专业的角度进行指导，说"这对本市乃至全国中医是件好事，出版丛书，意义更大"，并作序以资勉励。

张大宁国医大师欣然写跋，认为此举"有助于深化中医学与地方传统文化交融互进,有助于推动本市中医药文化的创新性发展和创造性转化"。

高文柱研究员建议对津沽中医古籍无论刊行与否,有就皆收,它能更好地厘清津沽中医发生、传承、发展的脉络。

同时,此书还受益于医史文献专家的具体指教,受到了各级领导的高度重视与鼎力支持,得到了天津市中医药研究院,天津中医药大学暨第一、第二附属医院,南开区、北辰区、蓟州区、武清区、宁河区等医疗机构的专家参与,在此俯首致谢!

本系列丛书拟出版 20 余辑,以 5 辑为单元陆续整理与出版。因此,此次收集和整理是本市有史以来体量最大的中医文献整理工作的开始,更是一项极其重要的城市文化遗产保护工程。我们也期待古医籍藏家,共同参与挖掘与整理津沽中医珍籍之善事,不断地修补它的缺失。

由于编者水平有限,粗疏与错误之处在所难免,恳请同道,不吝斧正!

编者

2024 年 11 月

目 录

《医药镜》……………………………………………………1
《医药镜》简介………………………………………………4
《医药镜》注疏………………………………………………253
《医药镜》藏书线索…………………………………………255

金沙王宇泰先生秘授

魏里蔣儀用論定

鴛水陳誕敷發

醫藥鏡

医 药 镜

明·蒋 仪 校订

王慧生　张淯钧　审校《医镜》

杨向东　安治印　审校《药镜》

《医药镜》简介

《医药镜》由《医镜》四卷和《药镜》四卷组成,为明·蒋仪校订刊行。蒋氏,名仪,字仪用。民国二十年《天津县新志·人物》记载:蒋仪,军生,举弘治二年乡试,正德九年成进士。授浙江兰溪县知县,调知山东寿张县,升陕西按察司佥事。退居乡里,著有《医镜》《药镜》各若干卷行于世。《分省医籍考》:按仪,《进士题名碑》作天津卫军籍。《四库提要》谓仪嘉善人,或其原籍也。

《医镜》四卷,王肯堂撰,蒋仪校订。前三卷论述内科疾病及外科疮疡,第四卷论述妇科经带胎产和小儿科各种杂病。《医镜·凡例》曰:是编原本,余得之茂苑张玄映,玄映得之宇泰先生,授受盖不轻矣。又曰:宇泰先生发明医理,著述行世,先生手示此编,指其大要,令一披览,而晓然于辨证用药,真胎彻如镜,遂以《医镜》名编。周中孚《郑堂读书记》认为,《医镜》亦为蒋仪自撰,而托名王肯堂,以重其书。此种观点仅作参考。

《药镜》四卷,系蒋仪仿《医镜》之体例而撰。本书收载诸药,分列温、热、平、寒四部。各以骈文括其主治,另附拾遗、疏漏、滋生三赋以补其未备。

本次点校以明崇祯十四年古吴成裕堂刻本为底本,并以《本草纲目》等书进行他校。

《医镜》目录

柯序 ················· 8
凡例 ················· 10
卷一 ················· 12
 伤寒 ················· 12
 内伤 ················· 19
 中风 ················· 21
 中湿 ················· 25
 中暑 ················· 28
 疟疾 ················· 30
卷二 ················· 34
 痢疾 ················· 34
 泄泻 ················· 37
 秘结 ················· 40
 脾胃 ················· 42
 虫症 ················· 44
 黄疸 ················· 47
 臌胀、水肿 ················· 49
 三消 ················· 52

噎膈··············54

呕吐··············56

霍乱··············58

头痛··············60

心痛··············63

腹痛··············65

腰胁痛············68

股痛··············71

卷三················74

内科··············74

麻木··············74

痞块··············76

疝气··············79

诸气··············82

诸血··············84

痨瘵··············87

咳嗽··············93

眼疾··············98

喉痹·············100

齿痛·············102

疮疡·············105

卷四···············113

妇人·············113

经闭·············115

月事不调·········116

血臌、血癖、血风、崩淋、带下、热入血室……………118

胎前诸症……………………………………………120

临产诸症……………………………………………123

产后诸症……………………………………………125

小儿…………………………………………………130

胎热胎寒……………………………………………132

脐风撮口……………………………………………133

重舌鹅口……………………………………………134

丹毒…………………………………………………135

中恶、天吊、客忤、夜啼…………………………137

伤风伤寒……………………………………………138

咳嗽…………………………………………………139

疟疾…………………………………………………140

痢疾…………………………………………………141

吐泻…………………………………………………143

惊风…………………………………………………145

疳症…………………………………………………147

痘疹…………………………………………………149

柯 序

《邶风》有云："我心匪鉴，不可以茹"，则镜固能茹物者也。而《周礼》言疗病六养，凡有病者，受其药焉，则天下之能茹药者，病也。顾参、苓或致杀人，而乌喙还能起死。有茹、不茹，死生皎焉，将毋病者，药之镜也。何也？以其能茹药也。然不先有镜，其病者将毋噬兽人而夏庭无玉，庆为祥麟；鱼睫浑而秦照鲜金，估为明月，寒茹其温，和茹其毒，酸辛寒苦甘湿，骨筋脉气肉窍，茹各相讹，则制巫彭之丸，不必挟逢蒙之矢；煎空桑之饮，不必设吕雉之筵；定和始之方，亦可废鄮侯之律。吾友蒋子仪用，孝行著于同门，文章名满天下，推暨不忍，一草一木之念痛痒生人，取王宇泰先生所授张玄暎医书而读之曰：是又何待切脉、望色、听声、写形，而后可以湔肠浣胃哉！吾闻古之为镜者，采精阴阳，取算乾坤，协辉两曜，通意明神，以防鬼正病。又闻古之名医，有视神未有形而除之，与见垣一方人者。今病以万变，方亦随之，如青黄紫绿在染匠手，如山水人物在画工手，如龙穴沙水在葬师手，真医苑中之寿光容成已！操是书也，更何有不茹药之病乎？非有鉴于其先，乌能使先圣精微益以明著，名为《医镜》，洵不诬焉。余承乏建安，维桑灾殣，虽拯济同怀而鞭长莫及，闻我邑缙绅先生平价卖谷，全活甚繁，仪用实左右之，今又剖厥是书，以播海内，谷以救荒，药以疗疡，不任妒其美事之交擅也已！

皇明崇祯辛巳阳月鹤湖柯元芳楚蘅父书于建安公署

凡 例

宇泰先生发明医理，著述行世，式从已久，门下订疑问难，盖多其徒。但理学渊微，卷帙浩淼，学者苦无津梁，先生手示此编，指其大要，令一披览，而晓然于辨证用药，真昭彻如镜，遂以《医镜》名编。

医莫先于辨证，凡阴阳寒热虚实与夫内因外因之别，相去一丝千里，苟审之未当，汤药误投，杀人最速。先生论列症形，了若指掌，学者详究之，庶无舛错疑似之害。

治须明于宣药，古人比之用兵，示其难其慎之意。是编惟伤寒一科，姑存古方，余皆酌其宜，而列以为君为佐，见多寡缓急，各有攸当，且总其凡曰例，概其宜曰类，要在变通活法，不拘成案，神而明之，存乎人之知机也。

先生详于辨证用药，而脉且略焉，盖因诸集备载，此不复赘。各条下间论及之，亦其概耳。如伤寒一门，自有脉要指法，其中奥理，不可具述，勿以传经所言，遂该其全也。

先生矢心利济，知无不言，间有丹方经验者，即于药列后一一开示。更有药非对症，反致伤害者，必明其禁忌，学者其识之。

大小内外，古人视为一道，盖以科虽各别，总不外乎六气所感，七情所伤，与夫十二经络所系属也。后世惧传而不精，未免以人命尝试，始有专门。先生资性敏达，学力渊深，此道一悟百了，故于杂门、疮疡、妇人、小儿，无不著论立方，确有所见，其为后学筏度，功岂小补云。

是编原本，余得之茂苑张玄暎，玄暎得之宇泰先生，授受盖不轻矣。往余与玄暎读书佘峰，搦管之馀，漫加辑订，爰付梨枣，悬诸国门，凡我同人，宝兹囊秘。

蒋仪用识

卷 一

伤 寒

伤寒为诸病之魁，死生系于数日之内，苟识病不真，用药一错，则变异立见。古人有七日不服药之说，非谓伤寒不可服药，谓药之不可轻试也。故见之未审，宁不用药，岂可妄投之，以速其死耶！

治伤寒者，必先辨其六经之形症，而后可也。如初发于一二日间，便觉头项痛、腰脊强、而发热恶寒，乃足太阳膀胱经受病也，而诊之则尺寸俱浮焉。以其脉上连风府，故头项痛；又下至尾闾，故腰脊强；以寒邪在表而不得泄，故发热恶寒也，而太阳症可辨矣。

太阳病已，以次而传经，必传于胃，发于二三日之间，便觉目疼、鼻干、不得眠、日晡潮热、不恶寒而反恶热，乃足阳明胃经受病也，而诊之则尺寸俱长矣。以其脉络于目，故目疼；又挟于鼻，故鼻干、不得眠；以邪在肌肉之中，故不恶寒而恶热也，而阳明症可辨矣。

阳明病已，以次而传经，必传于胆，发于三四日间，便觉胸胁痛而耳聋，往来寒热，乃足少阳胆经受病也，而诊之则尺寸俱弦焉。以其脉循于胁，故胸胁痛；又络于耳，故耳聋；以邪在半表半里，故往来寒热也，而少阳症可辨矣。

少阳病已，以次而传经，必传于脾，发于四五日间，便觉腹满而咽干，身无大热，自利不渴，乃足太阴脾经受病也，而诊之则尺寸俱沉细焉。以其脉布于胃，故腹满；又络于咽，故咽干；以邪入于里，故身无大热、自利不渴也，而太阴症可辨矣。

太阴病已，以次而传经，必传于肾，发于五六日间，便觉口燥舌干而渴、身不热，乃足少阴肾经受病也，而诊之则尺寸俱沉焉。以脉贯脊，而络于肺系舌本，故口燥舌干而渴也；以邪入于阴分，故身不热也，而少阴症可辨矣。

少阴病已，以次而传经，必传于肝，发于六七日间，便觉烦满而囊缩、身冷如冰，乃足厥阴肝经受病也，而诊之则尺寸俱微缓焉。以其脉循阴器，络于肝，故烦满而囊缩；以邪入阴分，既深且固，故身冷如冰也，而厥阴症可辨矣。

太阳、阳明，伤寒表症也，宜汗之。少阳，伤寒半表半里症也，宜和解之。太阴，伤寒邪入于里也，宜下之。少阴，伤寒邪入里尤深也，亦宜下之。若手足厥冷，自汗、亡阳者，又宜温之，而不可轻下也。至于厥阴伤寒，则寒气固结，非大热之剂不能除，而承气汤之类不可用也。观于此，则六经之形症已明，而用药可以不错也。

然阳症易治，阴症难治，而少阴、厥阴为尤难也。况于两感伤寒，而可以措手乎？

所谓两感者，何也？假如一日太阳受之，即与少阴俱病，则头痛、口干、烦满而渴；二日阳明受之，即与太阴俱病，则腹满身热、不欲食、谵语；三日少阳受之，即与厥阴俱病，则耳聋囊缩而厥逆。若水浆不入，不知人者，六日死。两感所以不可治者，以其一脏一腑，同受其邪，表症里症，一齐而发，两邪相迫，阴阳俱病，救其表则里益急，救其里则表益剧，犹外寇方獗，而内又反，既不能安其内，又无以攘其外，必致两败而俱伤，岂能两全而无害？此两感之所以不救也。

然其间亦有轻重之差焉。表重于里者，宜先救表，而后及于里；里重于表者，宜先救其里，而后及于表。此又求一生于万死之中，而不忍坐视，故不得已而施其治也。其不两感于寒，更不传经者，至七八日间，六经之邪渐退，十二日则精神清爽而自愈矣。

然伤寒传经亦有不同，未可视以为一定不易之序。有始于太阳，以次传入阴经，而终于厥阴者；或太阳不传阳明、少阳，而即传少阴者；或不由阳经，而直入阴经者；或始终只在一经，而不传者；或二阳三阳同受，而为合病者；或太阳阳明先后受而为并病者。种种不一，审而治之可也。

然真正伤寒，与感冒伤寒，及似伤寒而非伤寒者，何以辨之？

盖寒者，冬月严凝肃杀之气也，故自霜降以后，春分以前，皆属冬令，必此时感寒而即发者，为正伤寒；至春分后发者，名曰温病；冬伤于寒，春亦不病，至夏而后发者，名曰热病。夫温热二病，既皆得之冬月所伤之寒，宜亦以伤寒名也，而反曰温病热病者，何耶？盖所伤之寒，虽在于冬，而谅其所伤者，必不甚重，故不即发而延于春夏也。春气温，夏气热，则时令之气已甚，而冬月之气无权，所伤之寒，反从春夏而变为温热，故以温热名也。

其有不因冬伤于寒，而春自伤于风，夏自伤于暑者，则自有伤风伤暑之别，而又不可以温热并论矣。或有感于天行时气而沿染相同者，谓之温疫；或足膝等处，忽然红肿，发热头疼者，谓之脚气。皆似伤寒，而非伤寒也。其余伤中之杂症颇多，不能枚举，要皆诸病门中所有者。但杂症一兼寒热，即谓伤寒杂症，医者以意求之，则不言而自喻矣。

药例

太阳症，头项痛，腰脊强，发热无汗，宜以麻黄汤为主治而汗之。

麻黄一两五钱，桂枝一两，甘草五钱，杏仁五十枚，每剂用五钱，水煎服，取汗出为度，无汗再服。春分后忌之。阳明症，目疼，鼻干，不眠，发热，干呕，有汗，宜以桂枝汤为主治。

赤芍、桂枝各六钱，炙甘草四钱，每服五钱，加姜三片，枣二枚，煎服。须臾，啜稀粥以助药力。若小便数，及饮酒人，不宜用，恐其不喜甘而中满作呕也。春分后忌之。

少阳症，胸胁痛，而耳聋，往来潮热，宜以小柴胡汤为主治。柴胡一两，半夏八钱，黄芩，炙甘草、人参各七钱半，上作五服，每加姜三片，枣二枚，煎服。此方乃少阳症药，故治疟疾者亦用之。但人参一味，亦宜斟酌，若邪气未退，不可轻用也。

少阳症，身热，不大便，不恶寒，邪在半表半里，宜以大柴胡汤为主治，而和解之。

柴胡二两，黄芩七钱半，芍药三钱，半夏六钱半，枳实四枚，炙大黄五钱，上作三服，每加姜、枣煎服。

太阳、阳明症，不恶寒，反恶热，大便秘，谵语，呕哕，宜以调胃承气汤为主治而下之。

大黄一两，酒浸，甘草五分，芒硝九分，每服五钱，水一碗，先煎大黄、甘草至七分，去渣，入硝煎一沸，温服。

阳明症，六七日不大便，腹胀满，无表症，汗后不恶寒，潮热，狂言而喘，宜以小承气汤为主治而下之。

大黄一两，厚朴五钱，枳实六枚，上作一剂，水煎温服，以利为度。

太阴症，自利不渴，脉沉身痛，宜以四逆汤为主治。

甘草一两，干姜七分，附子半个，黄连五钱，上作一剂，水煎温服，弱人用大附子，加干姜三钱。

本方干姜加至一两，名通脉四逆汤，治厥逆下利，脉不至，每服五钱，加葱白九茎。呕加生姜，咽痛加桔梗，利止脉不出加人参。本方去附子、黄连，加人参、白术，名理中汤，专治自利不渴，寒多而呕，腹痛鸭溏，蛔厥等症。治病之效，虽不可诬，而用药之时，亦宜斟酌。大补大热之剂，必审其真而后用也。少阴症，舌干口燥，及胃实谵语，五六日不大便，腹痛，烦渴，宜以大承气汤主治而下之。

大黄五钱，厚朴一两，枳实五个，芒硝五钱，水二盏半，先煎厚朴、枳实至一盏，入大黄煎至七分，去渣，入硝煎一沸，温服，以利为度，不可过服。

少阴症，恶寒，手足拘急，或心中悸而烦，脉微细者，宜以小建中汤主治而温之。

桂枝、甘草各二两，芍药三两作三服，每加姜三片，枣四枚，去渣，入饴糖一合，微火待饴糖化，温服。

呕者不用饴糖，恐其发吐也。厥阴症，舌卷囊缩而恶寒，宜以桂附汤主治之。

桂枝一两，附子三钱，青皮、甘草、柴胡各四钱作三服，每加姜三大片。两感伤寒，虽不治之症，然所禀有虚实，所感有浅深，若所禀者实，而所感者浅，间亦可生，治之而愈者有矣，未有不治而生者也。宜以大羌活汤主治而双解之。

羌活二钱五分，独活、防己、黄芩、黄连、白术、川芎各二钱，细辛五分，生地知母各二钱作一剂，水煎服。春分后感冒伤寒，宜以九味羌活汤为主治，代桂枝麻黄汤用。

羌活二钱，防风一钱五分，苍术一钱，甘草三分，白芷一钱，川芎一钱五分，生地黄一钱，黄芩一钱，细辛三分，作一服，加姜三片，葱一茎，水煎热服，覆热取汗。原有汗去苍术，加白术，渴加知母、石膏。

此方通治六经伤寒，无有不验，乃四时伤寒之圣药也。何以言之？盖羌活治太阳肢节痛，大无不通，小无不入，乃拨乱反正之主也；防风治一身尽痛，听君将命令而行，随所使引而至；苍术雄壮上行之气，能除湿气，下安太阴，使邪气不传脾经；甘草缓里急，和诸药；白芷治阳明头痛在额；川芎治厥阴头痛在脑；生地治少阴心热在内；黄芩治太阴肺热在胸；细辛治少阴肾经苦头痛。此方乃易老所制，凡见表症悉宜服之，不犯三阴禁忌，实解利之神方也。

小结胸症，胸膈迷闷，乃邪热结于上焦而生痰也，宜小陷胸汤。

半夏六钱，黄连三钱，瓜蒌一个，连皮取四分之一，作一服，水二盅，先煮瓜蒌至一盅半，下余药，煎至一盅，温服。如未效再服，得口出黄涎即愈。

大结胸症，胸前胀满，烦闷，不进饮食，乃渴多饮水，有停饮在上故也，宜大陷胸汤。

大黄一两五钱，芒硝一两一钱五分，甘遂二钱五分，末，作二服，水二盅，煎大黄至一盅，去渣，入硝煎一沸，次入甘遂末温服，得快利止后服。

附：痧疹

痧疹之症，恶寒发热，头疼腹满，恶心呕吐，遍身如红云推出，俗名痧子，即伤寒发班也。发班虽是热症，然不可骤用凉药，恐遏绝邪气于内，而不得出，多有不救者，宜解毒发散为主。

如羌活、防风、白芷、紫苏以发散，大剂生甘草以解毒，加葱、姜煎服。喉痛加玄参、桔梗，呕血加地榆、侧柏叶、犀角、生地，腹满加枳壳、陈皮、苍术、厚朴，班有紫色，热极也，加黄连、连翘、赤芍，恶心加藿香、木香。班不出者，单用带根葱头，捣取汁一盏，入酒浆一盏，调和服之，能饮者，再饮一二盏，其班即发出，至妙。此症呕血者重，以邪气逆上也，声哑者危，无声者死，以班毒入肺中故也。

附：瘟疫

瘟疫之症，乃天行时气，发热谵语，众人病一般者是也。有大头瘟、虾蟆瘟之异。并用十神汤为主治。

川芎、甘草、麻黄、紫苏、升麻、白芷、陈皮、香附、芍药各四钱，干葛一两四钱。

每服五钱或一两，姜三片，水煎热服，以汗出为度，未效再服。

瘟疫秘方：人中黄五钱，羌活、苍术各三钱煎服立愈。

大头天行，病湿气在高巅之上，宜用此方。

黄芩酒炒，大黄酒蒸，羌活各二钱或三钱煎服。

虾蟆瘟，遍身如虾蟆之皮，皆属风热，宜疏风散热之剂治之。

羌活、防风、荆芥、黄芩、甘草各二三钱，煎服。

又，用侧柏叶自然汁，调蚯蚓粪敷之。或丁香尖、南星，醋磨敷。

附：脚气

脚气之症，恶寒发热，有类伤寒，但发时，足膝之间先红肿作疼，而后发寒热，乃湿热留于肌肉之中故也，急宜治之。若不早治，其气上行至心，即死矣。

苍术、黄柏、赤茯苓、牛膝、木通、木瓜、甘草、黄连、乌药、防风，上各二钱，量轻重投之，水煎，空心服。其红肿处用朴硝、大黄、寒水石、牙皂为末，鸡子清调敷，甚妙。或用人中黄为末，芭蕉汁调敷亦妙。

附：伤风

伤风之症，乃风邪客于腠理，洒淅恶寒，喷嚏呵欠，头痛发热，类于伤寒，但见风即怕，其寒亦不太甚，以此为辨耳。

川芎、紫苏、羌活、防风、苍术、香附、甘草，上各二钱，加葱白十茎，姜三片，煎服。以被覆之，微汗为度。若以为小疾而不治之，风入于肺，必成咳嗽，即费调理矣。凡感风邪，忌用茯苓，以其味淡，善于渗泄，表症服之，则引邪入阴经，而邪无由发矣。

内　伤

伤寒家以外感风寒为外伤，内伤饮食为内伤，固矣。然内伤而专指饮食言者，其言犹未尽也。饮食所伤，固可以为内伤，或伤于血，或伤于气，或伤于精，皆非外得也，独不可以言内伤乎。内伤之病，各有症辨，惟饮食所伤，亦身发大热，类于伤寒，但不恶寒而独恶热，头不甚疼，骨节不痛，而中脘饱闷，见食即恶，与伤寒大同小异。故伤寒家有内伤外伤之辨，辨以此耳。至若好勇斗狠，奔走负重，恃壮使力，蹼跌轻生，必伤于血。血积于上，则胸胁痛，血积于中，则中脘痛，血积于下，则小腹痛。伤重则行其血，伤不重则活其血，血既行，则养其血而已。或忿恨冲心，暴怒顿发，争言斗舌，叫号骂詈，必伤于气，气积不散，则两胁胀满，胸膈闷塞，甚至发为臌症，饮食不进，而病斯剧矣。宜大剂伐肝化气之药治之。

或恃强壮，不惜气力，纵情于女色，耗亡其真精，则小腹气并，其冷如冰，其坚如石，痛连阴器，小便秘而不通，切不可以精虚之故，妄加补剂，又不可误以为霍乱，妄投盐水，要当以活血为主，而调气次之，待其痛止气和，方可渐加带补之剂也。

药例

内伤于食，视其所伤者何物，各以主治之药消之。

如伤于鱼肉，则用山楂、蓬术、三棱之药，甚至有用阿魏、硇砂、巴豆霜者。

如伤于米食，则用麦芽、神曲、枳实、陈皮、槟榔、草果之类。如伤于面食，则用莱菔子为君，佐以苍术、厚朴、陈皮、香附之类。如伤于生冷，则于消食剂中加官桂、干姜、木香之类。凡消食之剂，必兼用白术、甘草，则脾气有助，而运化速矣。

内伤于血，视其所伤者何处，分上中下而治之。

如胸前痛，则用红花、赤曲、降真香、丹皮之类，而以桔梗引经，以枳壳开气。如两胁痛，则用苏木、红花、当归、桃仁之类，而以青皮、柴胡引经，以木香调气。如中脘痛，则以当归为君，佐以红花、苏木、三棱、蓬术之类，而以芍药、甘草引经，厚朴、大腹皮宽腹胀。如小腹痛，则以桃仁为君，佐以当归梢、红花、山楂、苏木、蓬术之类，而以青皮、官桂引经，槟榔破气，痛甚者加玄胡索、乳香、没药。凡血并不行，剂内加穿山甲、麝香，水酒同煎，送下大黄丸二三钱，此惟伤重者可用也。内伤于气，宜以伐肝破气之药治之。

用醋炒青皮为君，醋炒芍药、便浸香附、乌药、枳壳、木香、官桂之类为佐，水酒同煎服之。

内伤于精，宜以养血调气之药治之。用红花为君，桃仁、丹皮、当归、生地、牛膝、赤曲之类为佐，少加甘草梢，炒盐一撮，酒煎，入童便，热服。痛连阴器者，必有血滞于茎中，碍其道路，甚至小便不通，宜头发烧灰为末，童便、酒调下四五钱为妙。

凡此特其大略耳，若夫斟酌损益，非言所能示也。

一切内伤之症，有似于伤寒者，遂以为伤寒，而误用发表之药，如麻黄、升麻之类，则内气升发，势不可遏，有食吐食，有血吐血，吐而不已，面赤咽干，火皆奔上，汗出不休，阳亡气耗。当此之时，无药可救，其死必矣，慎之慎之！若外伤误服内伤之药，亦有大害，不可轻投。若内伤既重，或溺水涉深，则寒气入内，血于食并而不运，必死无疑，虽有良药，竟何益乎！

中 风

夫人似乎无恙，而卒然中风者，岂一朝一夕之故哉。其受病久矣，盖肉必先腐也，而后虫生之，土必先溃也，而后水决之。木必先枯也，而后风摧之。夫物且然，而况于人乎？经曰：邪之所凑，其气必虚。风岂能中乎人，亦人之自受乎风耳！使其内气充足，精神完固，则荣卫调和，腠理缜密，虽有风将安入乎？惟其不戒暴怒，不节淫欲，或饥不暇于食，或寒不暇于衣，或嗜酒而好色，或勤劳而忘身，或当风而沐浴，或大汗而行房，或畏热而露卧，或冒雨而奔驰，以致真元耗亡，气血消尽，大经细络，积虚弥年，平时无甚痛苦，而不知荣卫皆空，徒存躯壳，正犹无心之木，将折未折，无土之墙，欲颓未颓，其势已不可支，而方且自谓无恙，迷昧而不知戒焉，一旦为贼风所袭，如剧寇操刃，直入无人之境，势若破竹，不移时而皆溃，则杯酒谈笑之间，举步转移之顷，卒然颠仆，顿为废人，不亦重可骇哉！由是观之，虽由外风之中，实因内气之虚也。然人之一身，表里上下，未必皆虚，惟积虚之处，气多不贯，而势有偏轻，故一为风所入，而肢体于是乎废矣。若以脏腑言之，则又各有形症焉。中脏多滞九窍，故有唇缓、失音、鼻塞、耳聋、眼瞀、便秘之症，中腑多着四肢，故有半身不遂、手足不随、左瘫右痪之形。

又有中血脉者，则外无六经之形症，内无便溺之阻涩，惟口眼㖞斜，或左或右而已矣，而手足动静，起居食息，固无恙也。

或肢不能举，口不能言，而更无别症者，乃中经也，比之中脏腑为轻，比之中血脉犹重耳。然因其病而药之，则中脏者宜下，中腑者宜汗，中经者宜补血以养筋，中血脉者宜养血以通气，此皆可治之症也。而亦有难易于其间，中脏为难，而中腑次之，中经又次之，中血脉又次之。其或初中于血脉，药之而愈，苟不守禁忌，必复中而中必在经。或初中于经，药之而愈，苟不守禁忌，必复中而中必在腑。或初中于腑，药之而愈，苟不守禁忌，必复中而中必在脏。中一次则虚一次，虚一次则重一次。故中腑虽可治也，由先中血脉于经，而后及于腑，则难治矣。中脏本难治也，由先中于腑，而后及于脏，则不治矣。若中腑而兼中脏，与伤寒两感者何异，岂有可生耶？

凡中风口开者为心绝，手散者为脾绝，眼合者为肝绝，遗尿者为肾绝，声如鼾睡者为肺绝。汗出如油者为无气，肉脱筋痛者为无血。发直指而头上窜，面赤如妆而汗缀如珠者，皆所不治之症也。

其有一中即死者，又何为如此之急耶？盖人之五脏，以心为君，心也者，所以主宰乎一身者也。五脏之中，惟心最难死，故人死气绝，一身尽冷，而心头独热者，以其难死故也。中脏之人，不即死者，以四脏之气虽绝，而心犹未病也，一中其心，则杯酒未干，片言未尽，而魂魄先亡矣。纵有起死回生之药，亦何所施乎？

大法：中风诸症，总属风痰，初中之时，不论在表在里，必先以攻痰祛风为主，待其苏醒，然后审其经络，分其气血而治之，不可因其内气之虚，而骤用补剂。盖一中之间，道路已为风痰阻绝，虽欲补之，孰从而补之？若其病的系大虚，口眼不㖞斜，手足不偏废，便溺不阻涩，但汗出不休，眩晕不定，四肢软弱，气息短促，方可用独参汤。而犹必佐以去白陈皮，加以姜汁、竹沥，始可服也。若无监制，一时或可以愈疾，而痰邪不泄，终当为患，他日或发痈疽，必无药可治者，切宜慎之。即脑、麝、牛黄等药，初中时亦不宜骤用，恐引风气入于骨髓，又不可用大戟、芫花、甘遂以泄大肠之经。大抵于行痰祛风剂中，日浅则加以顺气，日久则惟活血为要耳。

药例

初中风不省人事，乃风痰壅盛，迷其胸膈也。

宜以天花粉、荆芥各二三两，水煎服。加姜汁、竹沥，磨枳实、沉香各一钱，或二钱灌之。若牙关紧，即以姜制南星同麝香少许，擦之自开。灌此药，直待其醒，再进此药，然后以他药进之。中腑为在表，法当汗之。

宜以麻黄为君，羌活、防风、荆芥、甘草之类为佐，以发其表；南星、半夏、瓜蒌仁之类，以逐其痰；陈皮、枳壳、紫苏梗之类，以顺其气，加姜汁、竹沥服之。

中脏为在里，法当下之。

宜以大黄为君，枳实、厚朴、甘草为佐，以通其秘；猪牙皂角、穿山甲、木通、菖蒲之类，以开其窍；瓜蒌仁、杏仁、苏子、防风、荆芥之类，以逐其风痰，加姜汁、竹沥服之。

中经者，以补血养筋为主。

宜以四物为君，佐以木瓜、薏仁、威灵仙而补血养筋，兼以羌活、独活、防风、细辛、甘草而疏其风，南星、半夏、茯苓、黄芩而治其痰，加姜汁、竹沥服之。

中血脉者，以养血通气为主。

宜四物为君，佐以红花而养其血，兼以枳壳、乌药、香附、陈皮而通其气，加姜汁、竹沥服之。口眼㖞斜，外攻之法，以皂角五两，去皮子为末，以陈醋和之，左㖞涂右手心，右㖞涂左手心，以暖水一盏，安向手心，须臾便止，即洗去药，并抽掣中指。左边半身不遂，属血虚与死血，宜于四物汤中加红花、桃仁煎之，以姜汁、竹沥调服。右边半身不遂，属气虚与湿痰，宜于四君子汤中加半夏、南星、陈皮、枳壳煎之，以姜汁、竹沥调服。

左瘫右痪，四肢不举，风痹等疾。

麻黄一斤，白芷、桑皮、苍术、甘松、浮萍各二两，川芎三两，苦参三两水煎成膏，调酒中服之。服一日，停一日，如此数日，手足自然轻快。又治小儿惊风。

中风痰壅，昏不知人，口眼斜，半身不遂。

附子去皮、南星各一两，木香半两，每五钱，生姜九片煎服。

附：痫症

痫症一发，即颠仆眼直，口吐痰沫，或作羊鸣，不省人事，此乃因惊恐而得之。

礞石硝煅、朱砂、天竺黄、麝香、南星、半夏、天麻、蛇含石醋煅等分为末，以姜汁、竹沥和，于蜜中炼熟，丸如龙眼大，童便磨下半丸，立止。服三五丸痊愈。

若治病症，即于此方中加银粉。即黑铅熔化，投水银和作一处，倾冷地上，取起研细是也。

附：疠风

疠风，手足皮肤迸裂，麻木不仁，甚至四肢蜷挛，眉脱鼻倒，乃恶风沿入脏腑，血肉皆死，肉生细虫，食人脂膏故也。盖由人受乖戾之气而成。亦有疮肿后不守禁忌，酗酒厚味，热极生风，是虚为本，血热为标。治法必先杀其虫，泻其火，然后生血凉血，祛风导滞，降阳升阴则可。

第一是死人身上蛆最妙，炒干为末，好酒送下，诸虫皆消，肌肤自润，如其不可得，宜多取毒蛇，打死晒干，切片，磨作粉，和糯米蒸熟，作酒饮之，能起死回生。

或用白花蛇、全蝎、大风子、益母草、胡麻、猪牙皂角、防风、荆芥、羌活、独活、白芷、当归、川芎、穿山甲、僵蚕等分为末，蜜丸如龙眼大，每服一丸，一日三丸，好酒磨下，仍随量饮，以醉为度。

中　湿

湿者，天地郁蒸之气也。方其升腾于上，气犹笼结而未开，虽寒天值之，亦觉温暖，此湿气之热者也。及其布濩于下，气将流演而舒散，虽暄月值之，亦觉其清凉，此湿气之寒者也。湿气之热者，多中于气虚之人，则发为湿热之症，头面如裹，而四肢浮肿，身体重着而转侧不便者是也。湿气之寒者，多中于血虚之人，则变为寒湿之症，四肢酸疼而关节不利，筋脉拘挛而行履重滞者是也。其有不因郁蒸之气而得者，必其冒雨而行，涉水而走，或露卧以取凉，或汗衣而不解，渐渍于肌肉之中，渗于骨髓之内，流溢于脾胃之间，牢缠于腰肾之处，则肌肉冷而骨髓疼，脾胃薄而腰肾痛，挟于风痰则生麻而不仁，兼乎死血则成木而不觉，动乎火邪则肿痛而难忍，随其所感而病斯痼焉。医者审其湿之或寒或热，人之或虚或壮，病之或上或下，感之或浅或深，因其病而药之，亦庶乎其近之矣。

药例

头面如裹，乃湿热蒸于上也。

此宜以苍术、黄芩为主，佐以升麻、防风、薄荷、甘草，加葱、姜，酒煎，温服之，微汗出即愈矣。

四肢浮肿，平素原无脾胃之症者，乃湿热淫于肌肉也。

宜以苍术、羌活为主药，佐以防风、防己、腹皮、乌药、黄芩、甘草，加姜、葱，酒煎，温服之，微汗出即愈矣。

身体重着，转侧不便者，乃湿热渗入而将深也。

宜以苍术、白术为主药，佐以灵仙、乌药、枳壳、羌活、防风、南星、半夏，加生姜，酒煎服之，微汗出即愈。

凡此三症，皆因湿热不散，故宜微汗，虽病人气虚，亦宜先治其湿，而不宜先补其气。先补其气，则腠理皆密，湿无由而散矣。必待浮肿能消，重着能脱，而后参、芪之类可服也。

四肢酸疼，关节不利，乃寒湿入骨节也。

宜以虎骨、当归为主药，佐以苍术、白术、官桂、乌头、茯苓、防己、木通、牛膝、桑条、灵仙之类，水煎，加车前子草汁服之，小便利则愈矣。

筋脉拘挛，行履重滞，乃寒湿渗于血脉也，血得寒湿则阻滞而不流，脉得寒湿则牵制而作痛。

宜以四物为主药，以养其血，佐以茯苓、泽泻、木瓜、牛膝、防己、白术、甘草、薏仁以去其湿，少加附子、官桂以温其经，则愈矣。

凡此二症，皆因寒湿所中，惟血虚者得之，夫湿病宜燥，而反不用燥剂为主药者，以燥剂太过，能干其血故也，血一干而病终不可愈矣。故宁以养血为主治，而佐以利湿温经之药，使寒得热而除，湿得热而散也。大法，湿在上，以升麻引经；湿在下，以茯苓引经；湿在中，以白术、甘草引经；湿在遍身，以羌活、乌药引经；湿在两臂，以桑枝引经；湿在两股，以牛膝引经。湿热与寒湿皆以此为准。此其大略也。

寒湿疼痛，宜外治之法，以膏药贴之。

生姜汁半碗，米醋一盏，广胶四两，熬成膏，入肉桂、花椒、牙皂、川乌、草乌末各五六钱，麝香一钱，搅和，摊于纻丝上，先以生姜擦患处，烘热贴上，甚效。又有汤洗法，见股痛门。

骨节疼痛。

白术一两，土炒，酒三盏，煎一盏，顿服。如不能饮酒，以水代之。服后略饮几杯，以助药力。

腰脚疼痛。

黑牵牛、大黄各二两，白术一两为末，滴水为丸，如桐子大，每服三四十丸，食前生姜汤下。如要利，加至百丸。

湿伤肾经，腰重冷痛，小便自利。

附子炮，去皮脐，白术各一两，杜仲半两，每服五钱，水一盏，姜七片，空心服。

脾湿太过，四肢肿痛，腹胀喘逆，气不宣通，小便赤涩。

葶苈四两，防己二两，赤茯苓一两，木香半两，上为末，枣肉为丸，如桐子大，每服三十丸，食前，桑皮汤送下。

风湿相搏，手足掣痛，不可屈伸，或身微肿。

羌活、附子、白术、甘草等分，每服四钱，水二盏，姜五片，温服，不拘时。

诸湿腰痛，四肢肿满，及酒伤胸胁刺痛，口干目黄。

甘遂一两，当归、陈皮各五钱为末，每三钱，酒调下。

附：痿症

四肢软弱，身体重滞，经年不能下床，而饮食如故，不痛不酸，有似乎湿而实非湿，乃肺经受热，其叶焦垂，不能统摄一身之气，故成痿也。

宜用四君子以补其气，桔梗引入肺经，黄芩、山栀以清肺热，瓜蒌子、麦门冬、五味子以润肺焦，通脱木以通肺窍，少加升麻以提肺气，则可以收全功矣。

中 暑

暑者，夏月炎蒸之气也，丙丁当权，祝融用事，威焰酷烈，烁石流金，柔脆之躯，不堪燔炙，而中暑之病有不免矣。夫暑即为热，热即为暑，初无异也。而昔人有中暑中热之分，岂暑之外，又别有所热耶？盖暑与热，本无所异，而人感之则有异焉。今夫富贵之人，避暑于凉亭水阁之中，修竹绕栏而成荫，清泉漱玉而生寒，偃冰簟以收凉，挥羽扇以驱热，浮瓜沉李以消其渴，鲜菱脆藕以解其烦，自谓可以无暑矣，而不知虚之所在，邪必凑之，而暑之所中，由其内气之不充也。盖富贵必生骄奢，骄奢必生淫欲，粉黛争妍于枕簟，娇羞含笑于帘帏，凡可以快心遂意者，罔不毕致，则戕命之斧斤日进于前，而追魂之鬼使日随于后，虽藉肥甘之奉，形体不见其亏，而不胜淫欲之私，元气已消其半，积虚弥久，肌理必疏，坐谈之顷，卒然为暑风所伤，邪气直入，霎时昏聩，精神俱失，迷不知人，甚至有角弓反张，此昔人所谓静而得之为中暑者是也。贫穷劳苦之人，无日夜之安息，戴星而出，乘月而归，怜念妻孥，奔走衣食，饥不及饭，渴不及饮，竭力于田亩，而汗血成浆，驱驰于道途，而咽喉似炙，赤日方为魅，而清风不来，热地已成炉，而寒泉难觅，精神瘦而欲绝，筋力困而不支，卒然倾仆，不省人事，四肢不动，气息短促，此昔人所谓动而得之为中热者是也。中暑中热之分，特因动静而名之耳，岂真谓暑热有不同耶？治此症者，当视其所处之贫富，所为之劳逸，所禀之虚实，所感之轻重，而斟酌以药之，斯得之矣。

药例

中暑昏聩，不知人者，急以香薷饮灌之，即苏。

宜以香薷为君，厚朴、扁豆、黄连、甘草为佐，加姜煎之，待其苏后，犹宜服此药。气虚加四君，血虚加四物，有痰加二陈，渴加五味、门冬、干葛、天花，有热加柴胡、黄芩，头痛加川芎，小便不利加木通、淡竹叶。

中暑身热，小便赤涩，胃脘积热，宜用益元散。又名六一散。滑石六两　甘草一两为细末，每服三钱，加蜜少许，热汤冷水任下。如欲发汗，以葱白、豆豉煎汤调服。

伏暑引饮，脾胃不利。

半夏醋炙一斤、甘草生、茯苓各半斤为末，姜糊为丸，如桐子大，每服五十丸，热汤下。

伏暑发热，呕吐恶心。

黄连一斤，好酒三斤，煮干为末，面糊为丸，每服三十丸，热水下。

中热，不得以冷物逼之，得冷即死。

用新胡麻一升，炒黑，碾为末，新汲水调下三钱。

中热在络，发昏不省人事。

急以地浆灌之则醒。切勿以冷水与饮，饮之即死。

若轻者，以新汲水滴入鼻孔，以扇扇之。

中热，颠仆不醒。

急以蚯蚓粪填脐中，令小孩撒尿其上，自醒。然后扶在阴凉处，将一味天花粉煎汤，频频饮之。或用香薷饮，渴加茯苓、麦冬、五味，虚加人参，小便涩加车前、木通，胃气不和加姜、枣。

冒暑烦渴，饮水过多，心腹胀满，小便赤少。

用肉桂、赤茯苓各五两，为末，蜜丸，每两作十丸，每服一丸，细嚼，白汤冷水任下。

疟　疾

疟者，残虐之意，从病从虐，故名曰疟。是病也，多发于秋，以夏伤于暑，故至秋而发也。有先寒后热，先热后寒，单寒无热，单热无寒，大寒大热，微寒微热之异。分而言之，先寒后热者，先得于寒；先热后寒者，先得于热；单寒无热者，外感必重；单热无寒者，内病必多；大寒大热者，邪必深；微寒微热者，邪必浅。又有久寒久热，经几月而不愈者，必其不守禁忌，兼以元气虚弱故也。合而言之，不专于外伤寒邪，亦平日饮食不节，及七情六欲所伤，兼之以脾裹痰而不散，与内之饮食、外之暑气，相结交固，流聚于少阳之分，少阳位人身之半，为阴阳往来必由之路，又在半表半里之间，阴血流过其处，激而生寒，阳气行过其处，激而发热，或阴阳交会，则寒热交作。久而不愈，则结成疟母，藏于胁下。胁下者，少阳之分也。治此病者，以引经药引至少阳之分，而以消食化痰、疏风调气之剂，量其轻重而投之，无不应矣。然同一疟也，有一日一发，有间日一发，有三日一发者，何也？盖病之所由来者，有远近也。冬伤于寒不即病，直至明年之秋而后发者，则三日一发之疟也。春伤于湿不即病，至秋而后发者，则间日一发之疟也。夏伤于暑不即病，至秋而后发者，则一日一发之疟也。三日一发，受病几一年，间日一发，受病几半年，一日一发，受病几三月，每以得病之远近，为所发之日期也。医者以心度之，见其三日一发，则知其得之于寒，当以辛温之药散之。见其间日一发，则知其得之于温，当以凉药清之。见其一日一发，则知其得之于暑，当以清暑之药治之。然必见其症有相合者，方可投也。如无汗要有汗，散邪为主，有汗要无汗，正气为先，然散邪正气而病不退者，须分利阴阳治之。至于有食则消食，有痰则化痰，有风则散风，有寒则攻寒，有热则驱热，有气则开气，新病则去其病，久病则补其元，精而明之，则在乎其人也。

药例

清热，如柴胡、黄芩、芍药、连翘、山栀、生甘草之类。

治寒，如干姜、桂枝、麻黄之类。

定寒热，如羌活、防风、柴胡、芍药、炙甘草之类。

清暑，如香薷、黄连、扁豆、厚朴、甘草之类。

消食，如枳实、黄连、槟榔、草果、三棱、蓬术、神曲、麦芽、山楂之类。

治痰，如橘红、半夏、贝母、天花粉、枳壳、黄芩、桑皮、桔梗、甘草之类。

喘，如杏仁、苏子、马兜铃之类。痰甚加姜汁、竹沥之类。

散风，如防风、荆芥、紫苏、葱白、生姜之类。头痛加川芎、白芷；遍身骨节疼，加羌活；无汗，加苍术。

化气，如青皮、香附、乌药、枳壳、木香、砂仁之类。

补虚，必分气血，气虚以人参为君，白术、炙甘草、大枣之类为佐，大剂芍药以定寒热，禁用茯苓、黄芪，以茯苓能引邪入阴经，而不得出也，黄芪补表太过，邪不能去也。血虚以当归为君，川芎、熟地、炙甘草、大枣为佐，大剂芍药以定寒热，津液少加门冬、花粉之类。

久病新病，皆用柴胡，但久病用少，新病用多，以疟乃少阳经之病居多，而柴胡又少阳经之引药，且治寒热有功也。

疟母在胁下，非煎剂所能愈，乃痰与食并结不化所成也。

宜以生鳖甲，醋炙为君，浮石、白芥子、半夏之类以治痰，蓬术、槟榔、枳实、山楂、草果之类以治食，青皮、香附、木香之类以开气，白术、陈皮之类以助脾，共为末，以醋或酒为丸，人参、柴胡汤下。

疟久不住，或三四日一发。

常山、槟榔、乌梅肉各四钱，炙甘草二钱，酒水各一盏，隔夜煎，露一宿，次早温服，微吐即效。

或用常山一两，锉碎，以好酒浸一宿，瓦器内煮干为末，每服二钱，水一盏，煎至半盏，去渣停冷，五更初服之，不吐不泻效。

或用知母、贝母、常山、槟榔等分，水酒各一盏，煎至一盏，绵覆一宿，五更面东服之，即效。不可令妇人煎。

疟疾发于春夏冬三时者，非其时而有其气，乃似疟而非疟也。

或一日两发，或一日三发，其寒热无定时，医者不可以疟治之，必其阴血不足，兼感外邪故也。

宜于四物汤中，倍加酒炒芍药为主治，佐以柴胡、羌活、防风、甘草之类，以去外邪，陈皮、枳壳、香附之类，以调其气。有痰加姜汁、竹沥，有食加槟榔、草果之类而已。

卷 二

痢 疾

痢者，即下利之病也，从病从利，故名曰痢。然其为病，岂一朝一夕之故哉。其所由来者渐矣。盖因平日饮食不节，油腻生冷，恣嗜无忌，或饥饱不时，或冷热不择，停蓄于中，久而不化，又或外感暑湿，内伤七情，行房于既饱之余，努力于过饱之后。所积之物，煅炼稠黏，有赤有白，有赤白相杂，与纯黄色之异，不见其粪，而惟见其积者，为藉气血而变成也。伤于血则变为赤，伤于气则变为白，气血俱伤则赤白相杂。若赤白兼黄则脾家亦伤；而纯于赤白者，亦未必非伤脾所致也。使无赤白，而其色纯黄，则专伤脾土，而气与血犹未甚动焉。至若下利如黑尘之色，及屋漏水者，皆不治之症。或大孔如竹筒，唇如朱红，皆死候也。而噤口者亦多死。以其无胃气而邪热独结于上也。大法初起当先推荡，而后调理，病久则带补兼收，切不可骤用涩药。初痢一涩，积聚不去，多致死亡。又不可因久痢之人气虚不摄，妄投黄芪、升麻之类。下痢若服黄芪，即发臌胀；若服升麻，则小便与积皆升至上焦，此速死之道也。但伤血则调血，伤气则调气，伤脾则养脾，当寒而寒，当温而温，当燥而燥，当清而清，因病用药，其可以执一乎？

药例

初痢里急后重者，湿多也，必先于燥湿。

宜以苍术、防风为主，佐以黄连、槟榔、木香之类，使之快利。

初痢腹痛甚者，食积多也，必先于消食积。

宜以大黄为主，佐以厚朴、枳实、槟榔、蓬术、甘草之类，待其利后，方以当归、白术、茯苓、芍药之类以调理之。

下痢纯黄，必先消食养脾。

宜以苍术、厚朴、茯苓为主，佐以白术、枳实、陈皮、槟榔、蓬术、山楂、神曲、甘草之类。

赤痢，必先于清血。

宜以当归为主，佐以黄连、山楂、麦芽、桃仁、甘草之类。

白痢，必先于调气。

宜以木香为主，佐以陈皮、厚朴、白术、茯苓、神曲、麦芽、芍药、甘草之类。

赤白相杂，必先调气养血。

宜以当归、木香为主，佐以桃仁、山楂、麦芽、陈皮、白术、黄连、甘草之类。

血痢久不愈者，带补兼收。

宜以当归、芍药、川芎、地黄为主，佐以白术、地榆、乌梅、五味、甘草之类及黄连。

白痢久不愈者，带补兼温。

宜以白术、人参、茯苓、甘草为主，佐以肉果、肉桂、诃子、乌梅、大枣、煨姜之类。

赤白相杂，久不愈者，带补气血兼涩。

宜以当归、白术、芍药、人参为主，佐以肉果、乌梅、炙甘草、粟壳、大枣之类。

久痢不愈，至九十月间者，大补兼温。

宜以大剂人参、白术为主，佐以炒黑干姜、乌梅、肉果、肉桂、炙甘草、大枣之类。

下痢纯血不黏稠者，乃伤血也，必消导其血。

宜以当归、桃仁、红花、山楂为主，佐以苏木、赤曲、牛膝、生地黄、赤芍、甘草之类。此病在大人多难愈，在小儿则惟以食积治之。

休息痢，经年累月不愈，或愈后不时复发者是也。此为气血皆虚，脾胃甚弱，不可不大补。

宜以当归、地黄、人参、白术为主，佐以川芎、芍药、茯苓、炙甘草、肉桂、乌梅、肉果之类。不用煎剂，即以此为末，用大枣煮熟去皮核，捣成膏，加生姜汁，拌和为丸，空心米汤送下二百丸，为尝服之药，方可收功。

噤口痢，绝不饮食，食即随吐，盖为邪热在上焦，脾土不能为主，故患此病者多死。若治得其道，亦或有可生者。宜用白芍、木香、黑姜等剂。

宜以干山药、细茶为主，佐以人参、石莲、黄连、石菖蒲、茯苓之类。水煎，加生姜汁，徐徐呷下，任其吐出，仍与饮之。又吐又饮，终至不吐，即可生矣。再与二三服即愈。以后不必再服。胸次一开，自然思食，何噤口之有，故宜用石菖蒲。

疫痢，憎寒壮热，下痢臭秽，众人病一般者是也，必先解表发散。

宜以大剂苍术为主，佐以羌活、防风、人中黄、芍药、黄芩、黄连之类，加葱白、生姜服之。

泄　泻

泄者如水之泄也，势犹纡徐；泻者如水之泻也，势已直下，微有不同，而为病则一，故总名之曰泄泻。要其致病之由，皆因内伤饮食，外感寒湿，脾土受伤，不能运化，以致阴阳不分，偏渗大肠，而病斯作矣。然亦有先感怒气，而后伤饮食者，有先伤饮食，而后感怒气者，有适值饮食之时，而忽暴怒者，有忧郁内结，而含悲以食者，有饮食后即入水洗浴者，有饮食未久复饮食者，凡此皆足以成此病。善调摄者，不饥不食，不渴不饮，喜怒有节，不使太过，何致有泄泻之患哉！大抵泄泻与下利，皆脾家之疾，而受病之新久不同，故势有轻重，而治之亦有难易也。然果何以知之，盖宿食停于中，得湿热而始变，则有赤白诸般之色，而为下利，此受病已久，故有积而无粪也。饮食过饱，挟寒湿而不尽化，则大便通利，无里急后重之苦，而为泄泻。此受病未久，故有粪而无积也，此泻与痢之别也。如是，用药者，其可以概施乎？然诸痢多热，而寒者少，诸泻多寒，而热者少，或有之，惟完谷不化，属于客热在脾，火性急速，不及传化，而自出也。然亦有脾寒不能运，而完谷不化者，此其尝也。治此病者，当视小便之赤白，察其脉之洪数沉迟而已。小便赤，脉洪数，则为热，小便清，脉沉迟，则为寒，医者不可以不辨也。

药例

暴泄者，皆因生冷油腻，恣食无节，或饮酒无忌，适触寒邪，故成暴泄。其泻出者皆是水，乃阴阳不分，偏渗大肠，而小便必短涩，治者以利小便为先，小便利则大便止矣。

用一味车前子，炒为末，以米汤送下四五钱，或六七钱，其泻立止。然后以白术为君，苍术、厚朴、茯苓、陈皮、神曲、山楂、麦芽、炙甘草为佐，加姜、枣煎服。

寒泻者，腹中偎偎作痛，痛久而后下者是也，宜以温脾为先。用肉桂为君，白术、干姜、陈皮、茯苓、炙甘草为佐，加大枣煎服。热泻者，肚腹尝热而痛，口干舌燥，小便赤涩，所下之粪皆深黄色，臭秽不可近者是也，宜以清热为先。用生芍药为君，白术、茯苓、黄连、生甘草、山楂、麦芽、神曲为佐。

食泻者，腹中绞痛，痛一阵下一阵，下即稍宽，少顷又痛又下者是也，宜以通利为先。

用大黄为君，枳实、厚朴、甘草为佐，服此药后，犹未愈者，宜以白术、枳实、山楂、麦芽、神曲、陈皮、甘草煎服。

气食兼并而泻者，两胁中脘皆痛，腹中尝闷，泻亦不甚通利者是也，宜以行气消食为先。

用青皮、木香、香附、砂仁之类以行气，槟榔、草果、山楂、麦芽、神曲之类以消食，先服一二剂，后以苍术、白术、茯苓、陈皮、厚朴、甘草之类以调理之。

宿食不消作泻者，饱闷作痛，或时嗳酸臭之气，大便溏滑，不甚通快者是也，专以消宿食为主，不必治其泻，审其所伤之物，而以所治之药消之。

如伤肉食，宜以山楂为君，佐以三棱、蓬术、枳实、黄连之类。

如伤米食，宜以麦芽为君，佐以神曲、陈皮、苍术、厚朴、蓬术、三棱、枳实、黄连之类。

如伤面食，宜以莱菔子为君，佐以枳实、黄连、麦芽、神曲、槟榔、草果之类。

如伤生冷，宜以肉桂为君，佐以干姜、槟榔、草果、莱菔子、陈皮、枳实之类。

如伤油腻，宜以苍术为君，佐以滑石、茯苓、陈皮、厚朴、炙甘草、白术、神曲之类。

如伤酒，宜于消食药中，加消酒之药，如葛粉、绿豆粉、天花粉、黄芩、山栀之类。伤火酒，用酒曲，伤浊酒，用酒药，必各从其类。

直肠自下者，名曰洞泻。

大剂白术为君，佐以五味、诃子、肉果、牡蛎、粟壳之类。

每朝登厕溏滑者，名曰脾泄。

大剂白术为君，佐以煨姜、大枣、茯苓、炙甘草之类。

久泻腰痛者，名曰肾泄。

大剂杜仲为君，佐以白术、茯苓、人参、肉果、诃子、五味之类。

一说宜温肾为先，而故纸、茴香亦可服。

泄泻两胁痛者，名曰肝泄，此得之于恼怒。

大剂芍药为君，佐以白术、茯苓、苍术、厚朴、青皮、甘草之类，禁用姜、橘，以其补肝也。

当泄泻时，又闭而不下，及所下者多白沫而有声，乃风泄也。

宜以防风为君，佐以苍术、厚朴、陈皮、甘草、白术、茯苓之类。

完谷不化者，其病多危，盖因纯寒纯热，而无胃气以运化也。不必用消食之剂，但以白术为君，审其热加姜炒黄连、山栀、连翘之类，入大枣、糯米煎服；审其寒，加肉桂、肉果、干姜、煨熟附子、甘草之类，入大枣、糯米煎服。

凡泻本属湿，多因饮酒不节，致伤脾胃而作，治者当分利小水为上，而补脾燥湿消食次之。须知初泻补脾，久泻补气，又有久泻肠胃虚滑者，宜以升提收涩之药为主治，此大法也。

秘　结

秘者，气之秘也；结者，粪之结也。气秘则攻击于肠胃，而瘀塞于魂门，欲下不下，虽努力以伸之，而难于通畅，甚至有肛下者。粪结则干涩坚硬，多转矢气，而小腹结痛，欲下不下，甚至有肛门燥裂而沥血者，秘而不结，虽不通利，而不甚艰难，结而不秘，虽不滋润，而不甚费力，惟秘结兼至，难中之难也。少壮之人多患秘，以其气有余，而不及转运也。衰老之人多患结，以其血不足而大肠干燥也。又有所谓风秘者，尝欲转矢气，而气终不泄，肛门壅塞，努力伸之，则有声如裂帛，而粪又不下者是也。其根始于伤风咳嗽，咳嗽将愈，而此病即发，以肺与大肠相为表里，风入于肺，而传病于大肠故也。《脉经》曰：尺脉见浮风入肺，大肠干涩秘难通，非此之谓乎？大法秘者调其气，结者润其血，而秘之得于风者，即于调气润血药中加祛风之剂，则得之矣。

药例

气秘不通，以调气为先。

宜以木香为君，枳壳、槟榔、青皮、陈皮、苏梗之类为佐，长流水煎，加玄明粉三四钱，量大小虚实用之。玄明粉乃朴硝所成也。其法以提净朴硝，入罐，大火煅成汁，倾在净地上待冷，每硝十两，加甘草二两，为细末，即成粉矣。

粪结不下者，以润血为先。

宜以当归为君，知母、麦冬、桃仁、麻仁、苏子为佐，长流水煎，加蜜数匙，结甚加蜜一两，熟猪脂半两，调和服之。

秘结兼至者，以调气润血为先。

宜以木香、当归为君，枳壳、桃仁、知母、麦冬、苏梗、麻仁之类为佐，长流水煎，加玄明粉、生蜜服之。

风秘者，以祛风为先。

宜以防风为君，荆芥、紫苏、葱白之类为佐，加木香、当归、枳壳、桃仁之类，长流水煎，加玄明粉、生蜜服之。

老人黑瘦血枯不通者，以生血为先。

宜于四物汤中，倍加当归、生地，兼以麻仁、麦冬之类，长流水煎，加生蜜服之。

内热秘结者，以清热为先。

宜以黄芩为君，石膏、山栀、黄柏、麦冬、桃仁为佐，长流水煎，加玄明粉服之。热结甚者，以大黄为君，厚朴、枳实、桃仁、甘草之类为佐，煎服。大忌巴豆，盖巴豆大热，服之虽一时通快，不久复病，于此而又通之，则必至于亡阴，而不可救矣。

后重不下者，以抑火为先。

宜以黄连为君，木香、槟榔、大黄、当归为佐，煎服之。或用黑牵牛炒熟，每一斤取头末四两，为细末，和生蜜捣如泥，丸如桐子。每服三钱，白滚汤下，善饮者，好酒送下。

统治一切秘结。

用桃仁去皮，苏子淘净，各五钱，捣烂，入水一碗，再研和，以布绞去渣，调生蜜一两服之。

或用生蜜一大杯，滚汤一碗，调和，加玄明粉三钱服之，即时通快，不损脾胃，此圣药也。

若人胃强脾弱，约束津液，不得四布，但输膀胱，而小便数，大便难者，用脾约丸。

若人阴血枯槁，内火燔灼，肺受火邪，土受木伤，脾肺失传，而大便秘，小便数者，用润肠丸。

脾　胃

五脏之有脾胃，犹五行之有土也。天一生水，得土之五而成六；地二生火，得土之五而成七；天三生木，得土之五而成八；地四生金，得土之五而成九；天五生土，复得土之五而成十。五行无土，不能成五行，五脏无脾胃，不能资五脏。脾胃者，五脏之本也，心肝肺肾不能容饮食，能容之者，脾与胃也。饮食入于脾胃，而精气行焉。味之咸者，先入于肾，所谓水得土而成水也；味之苦者，先入于心，所谓火得土而成火也；味之酸者，先入于肝，所谓木得土而成木也；味之辛者，先入于肺，所谓金得土而成金也；味之甘者，本宫受之，而实所以调和五脏，所谓土得土而复成也。夫然后肾水尝足，心火宁静，肝木条达，肺金清润，而周身脉络无不贯通，病无自而作焉。故善保身者，惟养脾胃而已，不节劳则伤脾，而四肢于是乎倦怠；不节食则伤胃，而中脘于是痞塞；湿土之气，郁而不发，则臌胀、黄疸之疾成；湿土之气溃而下注，则痢疾、泄泻之病作，而脾胃之症，此其极矣。不但已也，脾胃一伤，则五脏皆无生气，由是为腰痛，为烦恼，为膀胱胀满，而肾始病矣；为恍惚，为怔忡，为烦躁，而心始病矣；为吞酸，为吐酸，为胁胀，为多怒，而肝始病矣；为咳嗽，为喘急，为呃逆，而肺始病矣。五脏之病，亦有自为病者，未可皆归罪于脾胃也。而病之始于脾胃者居多焉。人可以不调理脾胃乎？要而言之，饮食劳倦，皆宜有节，而二者之间，又以节饮食为主要，盖胃居脾下，饮食之所聚也，而克化之权，则在于脾，脾覆乎胃，运开合之机，无一时而不动，胃火上升，脾火下降，气尝温暖，是以饮食易消，若嗜味而过饱，则充塞胃口，上碍于脾，脾虽欲动，不能动矣，其能以克化乎？此所以调理脾胃，又莫先于饮食之节也。

药例

大抵肥白之人多湿，一有脾胃之症，必湿淫于内也，宜大剂苍术为君，白术、半夏为佐以燥之，而又兼以茯苓、泽泻、猪苓、木通之类，以利其湿，使从小便而出可也。

黑瘦之人多血少，一有脾胃之症，必脾虚不能裹血，以致之也，宜用意消息之。若口干唇燥，肌肤少润，而又饮食不能消化，必兼血药，如四物汤之类，配四君子汤，加姜、枣，而四君子中，以白术为君，乃为得宜。若无血少之症，亦不必用血药，要在活法。

胃弱不知滋味，饮食厌倦者，宜鼓动其胃气，必以芬芳药开之，如藿香、木香、檀香之类，君以人参、白术，佐以枳实、陈皮、砂仁、甘草之类。枕边尝置乌梅二三个，酸气入鼻，最能开胃，此捷法也。

脾虚作泻，气不收摄者，宜大补其脾，略加收涩之剂。

宜人参、白术为君，茯苓、莲肉、薏仁之类为佐，而以诃子、肉果、五味、乌梅之类，则收涩之剂也。

妇人脾胃不和，胸膈痞满。

宜以白术为君，枳实、陈皮为佐，每药一斤，配便浸香附一斤，作丸服之。

若老人脾胃不和，大便干涩。

宜以鸡腿术为君，枳实、陈皮为佐，每药一斤，配归身一斤，少加甘草，作丸服之。

统治脾胃之剂。

宜以白术为君，茯苓、陈皮、枳实、甘草为佐，挟寒加官桂，挟热加黄连，挟痰加半夏，挟湿加苍术，血不足加归、地，气不足加参、芪，有食加神曲、麦芽、莱菔子之类，有虫加槟榔、川楝、针砂、使君子之类，有气加木香、香附、青皮之类，要在斟酌用之，不可执泥。其余泄泻、下痢、臌胀、黄疸之症，虽皆属于脾胃，然自有本条开陈，此不复赘。

虫　症

虫，动物也，草木水土之中，宜有之，何为而有于人之肠胃中乎？盖虫者，亦得天地之气以成形者也，而形不自成，必假物而后成，如草腐而生萤，雀死而成蛤，鱼肉烂而生蛆，皆藉有形之物，感阴阳之气，而后形体成焉。人身小天地，而人之气即天地之气也，然则虫之生于肠胃中者，亦岂无所假而成哉。饮食入胃，不能消化，如鱼鲊肉醢、生面、硬饭之类，停积于中，湿热相感，稠粘胶固，资热血以相裹，得生气以陶镕，则不动之物悉能成动之形，头尾皆具，而浑然一虫类矣。其始也，因饮食而变，其既也，赖饮食以养，绞扰蟠结，食人精气，饮人膏血，坏人脏腑，夭人寿命，虫之为害，可胜言哉。大凡难化之物，皆能生虫，不但如酢醢面饭之类而已。若误吞头发羽毛，尤为易生者也。不特此也，虽无质之物，亦能生焉，如浓茶浊酒，本无质者，而所澄之脚，最能成病，故有茶癖酒积之症，久之亦变为虫。成于茶者，尝思食茶，成于酒者，必酷嗜酒，一日不遂所欲，则一日不能暂安，此其症也。又有所谓痨虫者，又何所自而生耶？盖痨虫即尸虫也，痨疾之人多瘀血，瘀血不消，得火煅炼，遂成细虫，其色多赤，无翼而能飞，或隐或见，其来也不测，皆血之所化也，以其为血所化，故比诸虫则甚灵焉。血统于肝，而肝则藏魂，故此虫者，魂之所依也。病人既死，魂随虫出，好觅同气，同气之亲，不幸而染之，则成传尸痨焉。此又虫之最可畏者也。然虫病人恒有之，医者何以灼知其真而药之耶？必有形症可见也。虫病之人，面黄肌瘦，唇白毛枯，容颜不泽，脸多白印，时觉恶心，口吐清水，或心腹绞痛，饮食不为肌肤，或头发狰狞，洒淅恶寒，或额面生疮，湿痒沿连，皆其症也。知此则可以用药矣。若夫痨虫之形症，必其人之父兄伯叔先患痨症而死，而其人复有是症，乃可以决之耳，又岂与诸形症同哉。

药例

口中吐蛔者，乃胃火上升，蛔不能安，故随火而起也。

宜先以乌梅、黄连安之，使其降下，然后以杀虫之剂投之可也。然杀虫之剂切不可用花椒，花椒虽能杀虫，而其味本辣，若于吐蛔之时而骤用之，必跳跃而起，宁不绞坏心胸乎？医者不可不知也。纵使欲用，必先去其核，温汤浸浮，令其口闭，空朝以好酒送下，亦治法也。此不惟可以治虫，而患寒症者亦能治之。

大便去虫者，当任其自出，若去虫太甚者，不可专治其虫也。

宜以白术等药安其脾，佐以槟榔、川楝、使君子之类，以除其根，斯攻补兼施之道也。

虫病腹满作痛必下之。

用黑牵牛一斤，取头末四两，用生大黄四两，再研极细，蜜水为丸，如桐子大，饥时好酒送下三四钱，大下诸虫。然后以人参、白术、陈皮、茯苓、炙甘草、大枣补之。

虫食下部，肛门痒甚，乃大肠受热，生化细虫为害也，虽服丸散煎剂，道路甚远，不能奏功，必当其处取之方可。

用猪肝一大块，切作圆稳一条，长可五六寸，煮热，四围刺作眼，如簪脚大者，三四百孔，蘸糖塞进肛门，其痒益甚，少顷痒止，其虫已入肝中，徐徐取出，另换新者塞之，如此数次即愈。亦治妇人阴户有虫，痒不可忍者，甚验，不可视以为迂也。

好食茶者，谓之茶虫，酷思酒者，谓之酒虫，欲饮油者，谓之油虫。至于小儿多好食生米壁泥，皆虫所使也。

皆当以杀虫之药，如铅灰、雷丸、槟榔、川楝、使君子之类为丸，即以所好之物送下，直至虫处而杀之。一法不必服药，但使病人禁食所好之物，苦苦忍之，忍至四五日，其虫不得所食，则饥而上升以求食，口中觉馋甚，将病人绑缚凳上，令其覆卧，然后以所好之物，近其口边引之，香气入喉，必涌跃而出矣。

疳虫为病，面黄骨立，肚腹臌胀，小儿多有之。

宜用大虾蟆几只，将砂仁入其腹中令满，以线系其足，倒挂当风处，阴干，炙脆为末，同人参、白术、枳实、槟榔、使君子、黄连、针砂、麦芽、山楂、陈皮之类，共研细为丸，如米粞大，或为散子，糖拌服之，大有奇效。

凡治虫病，当于每月上旬服药，乃能奏功。若非上旬，多有未效，盖诸虫每月上旬头皆向上，故服药径至其口中而杀之，此亦但论治虫之日期耳，不可执以为一定之法。若病势已急，岂能待其上旬耶？

尸虫方已见痨瘵门，此不复赘。

黄 疸

黄疸之病，皆湿热所成，湿气不能发泄，则郁蒸而生热；热气不得宣畅，则固结而生湿，湿得热而益深，热因湿而愈炽，二者相助而相成，愈久而愈甚者也。然求其湿热之所由生，未有不由于大醉大饱，及醉饱后贪睡久卧，与努力行房而得者。或醉饱后入水洗浴，寒气敛束，密其腠理，汗不得出，以至湿热相感，而成此病焉。外不得汗，内不得泻，薰蒸濡染，流入皮肤，上达面目，下至足跗，中及手臂，前腹后背，皆如涂金，小便赤如姜黄，犹之罨曲酱，因湿热而成其色也。大法上半身黄甚，则宜发汗，下半身黄甚，则宜利小便，以分消其湿，而佐以退热之剂。然又必观其所伤之物而消化之，非徒治其湿热而已。此不易之论。若久而不愈，还宜救脾与血也。欲知其不治之症，何以断之？曰黄疸变黑如烟尘者死；小便如膏者死；腹胀者死；饮食太少者死。渴者难治，不渴者易治。若眼渐白，小便长者，病将退也。

药例

黄疸因中酒而成者。

宜大剂葛根为主，佐以天花粉、山栀、茯苓、甘草梢、木通、车前子之类，以利小便，使湿从下行。盖酒本无质之物，只宜利小便而已。

因伤食而成者，审其所伤者何物。

如肉食则山楂、阿魏，谷食则麦芽、神曲，面食则莱菔子、陈皮，宿食则枳实、黄连，暴食则槟榔、草果之类，佐以利小便之剂。

因女色而成者，名曰女劳疸，亦未有不由于醉饱者。若不醉不饱，虽行房亦未必成黄色。

治此病者，以活血为主，生血次之，如桃仁、红花、丹皮、赤曲之类，兼以四物汤，佐以消食消酒之剂，并利其小水而已。

因伤食既久，服消食药不效者，勿以不效而遂止之，宜多服几帖，浮动其根，待腹中绞痛，即以大黄三钱，厚朴二钱，官桂一钱，甘草五六分下之。

得病后全无汗者，乃腠理缜密，湿不能散也。

宜以发汗为主，如苍术、白术、葱白、紫苏、羌活之类；如又无汗，再加桂枝、麻黄、甘草，或单用浮萍草煎汤，时时饮之，亦能取汗。若有食则消其食，有酒则消其酒，当消息之，不可专于发汗。若身壮热而无汗，则用麻黄，勿用桂枝。

身面皆黄，又发热者，热多于湿也。

宜以茵陈为君，山栀、黄连、甘草为佐，或发汗，或利小便，随症治之。若服寒凉之剂，而热不退，宜加几味，如人参、连翘、芍药、麦冬服之，恐生虚热也。若纯用寒凉之剂，脾不能堪，多有发单胀者，慎之慎之。但于剂中加生姜几片，则药有监制，而功可奏矣。凡黄疸之病，其原必起于脾虚不能运化，转轮不及，浊气拂郁而然，是脾虚为本，湿热为标。又有伤寒热病，阳明内实，不得发越，亦令发黄，治法不可一例而施也。

统治黄疸久不愈者。

用桃树根东行者一束，洗净，切碎，煎二三碗，令病人空朝服之，约人行二十里许，即欲大便，下尽黄水即愈矣。然不可谓全妥，又必调理脾胃，庶不生他症也。

附：黄肿

人有病黄肿者，不可误以为黄疸。盖黄疸者，遍身如金，眼目皆黄，而面无肿状，黄肿之黄，则其色带白，而眼目如故，虽同出脾胃，而病形不同，医者当审而治之。黄疸之起，由于湿热蒸染，而黄肿之症，则湿热未甚，而多虫与食积之为害也。或偶吞硬食过多，碍其脾家道路，经久不消，脾家失运化之权，浊气上腾，故面部黄而且浮，手足皆无血色，其有虫者，必吐黄水，毛发直指，皮肤不泽，且好食生米、茶叶之类是也。若肿及四肢者难治，肿及腹者不治，饮食减甚者不治，以其无胃气也。

药例

审其病果虫多于食，则以杀虫药为主，食多于虫，则以消食药为主，虫食相半，则均治之。治虫如使君子、槟榔、铅灰、雷丸、川楝之类；治食如枳实、黄连、阿魏、山楂、蓬术、草果之类。治虫治食，必带补脾胃，兼去其湿热，如白术、苍术、茯苓、泽泻之类，量病加减作丸药。而剂中又不可无针砂，有针砂则其功易奏，此皆王道之药也。若欲收霸功，则巴霜、硇砂、礞石之类为末，以粽角捣为丸，其功尤速也。如其不然，则但以消食杀虫之剂，先服几帖，浮动其根，然后以承气汤下之亦妙。

鼓胀、水肿

鼓胀之所以得名者，以其肚腹胀紧，弹之有声，有似乎鼓，故名曰鼓胀。然果何自而致此哉，盖鼓胀之作，有得于食者，有得于气者，有得于气食兼并者，有先得于色，而后伤于食者，有先得于食，而后伤于色者。伤于食则食不消而胃气已窒，伤于气则肝经受病，而痞塞不通，伤于气食则肝益有余，脾益不足，以有余之肝木，克不足之脾土，则气愈结而食愈不化，由是臌胀紧急，而病日益深矣。先得于食而后伤于色，则脾先受病，而肾继之，中脘先胀，而后及于小腹，先得于色，而后伤于食，则肾先病，而脾继之，小腹先胀，而后及乎中脘。若气与食、色三者皆备，则一齐而发，中脘小腹两胁尽胀，此病之尤重者也。鼓胀不愈，而眼下忽如卧蚕状者，必发水肿，然水从何而得耶？盖人之一身，血与肉而已矣，食入于胃，则游溢精气，可以生肉，饮入于胃，则灌溉百脉，可以生血。饮即水也，饮既生血，则血之所成，成于水也，自出母胎，以至成童，自成童以至壮盛，其所饮既多，则其所生亦多，水即未成之血，血即已成之水也，使其善于调摄，不为气与食、色所伤，则血不受病，何水肿之有？惟夫外伤于气，内伤于食与色，则内气交结，而血滞不流，又中挟脾湿，下连肾水，水土混淆，渗于皮肉，则一身之血复变为水，与脾肾二经之邪，统而为一，且旁达于四肢，充满于上下，其状如匏，其冷如冰，其坚如石，而病斯极矣。欲知其死生，何以断之？曰鼓胀之病，脐满者重，脐突者死，饮食太少者死。水肿之病，手足心平满者死，面黑者死。此断死生之大诀也。大法治臌胀者，以实脾祛湿宽膨利水为主，治水肿者，以行水为主，而后补之。

药例

伤于食者，以消食为主，而佐以扶脾利水祛湿宽膨之剂，如槟榔、草果、枳实、陈皮、莱菔子、山楂、麦芽之类以消食，白术以补脾，苍术以祛湿，厚朴、大腹皮以宽膨，茯苓、猪苓、车前、泽泻以利水。

伤于气者，以开气为主，而佐以扶脾利水祛湿宽膨之剂，如青皮、枳壳、木香、乌药之类以开气，而其余药与前同用。

气食兼并者，以前消食开气之药为主，而所佐之药，如祛湿宽膨利水之剂，亦与前同。

先伤于食，而后伤于色者，以消食为主，如前所用之类，而兼用当归、红花、苏木、桃仁以活血，其余所佐之药亦与前同。

先伤于色，而后伤于食者，以活血为主，如当归之类。而消食之剂，亦同于前。其馀所佐同前可也。若气食与色兼备，皆以前药参用，又当分其缓急，而次第施之。

妇人亦有气臌、食臌，而血臌具多，以其多起于经闭，及产后恶血不出所成也。方与论俱见妇人门。而气食所成者，亦以前所用者为准也。

凡治此病，切不可用甘草，而诸药之中，必多用生姜皮煎服。

附：水肿

水肿之病有因鼓胀而得者，有不因鼓胀而得者，皆视其眼下高起如卧蚕者，必发此病也。论大法，亦宜实脾利水宽膨祛湿顺气。然病势至此，则水气用事，真气无权，正如一国之中已为大寇所据而为之君者，既失其地方，且以君子之道劝之，徒激其怒耳，于事竟何益哉。必以大兵临之乃能济事。虽城郭宫室之美，人民庶物之富，不无大坏，而犹不失其故土，亦可以招集叛亡，复其旧业，而宗社血食或可保也。何以异于是乎？故实脾利水之剂，虽曰稳当，而未能速应，必先用甘遂、芫花、葶苈、大戟之类，开通水道，使从大小便一齐而出，如大禹治水，掘去壅塞，顺流而下，始能底绩，待其水下之际，时时与米汤饮之。则病人不至眩晕，水既下尽，然后以参、术、茯苓、大枣煎汤，徐徐服下，服数剂之后，更以八物汤作丸子服之，则庶乎其可也，然此亦求一生于万死之中耳，至于死生存亡犹未可保。医者以活人为心，故不能不曲为之所，岂真以是病为易治，而轻试其手哉。

水肿病不问年月远近。

用大戟、当归、陈皮各一两，锉碎，水二升，煮七分，顿服。当利下二三斗，至重不过再服。此方亦治血臌。

水气遍身浮肿，气促坐卧不安。

用牵牛二两，微炒，捣末，以乌牛尿浸一宿，平旦入葱白一握，煎十余沸，去渣，空心分为二服，水从小便中出。

总治水肿，看何经加药。

葶苈、川椒、雄黄、泽泻、芫花（醋浸，炒）、大戟、甘遂、赤茯苓、桑白皮、穿心巴戟各一两，为末，每用一两，水浸，煎八分，空心温服，小便多为效。加药之法，须看何经，从阴肿起，其根在肾，加泽泻一两；从腹肿起，其根在肚，加川椒一两；从口唇肿起，其根在小肠，加巴戟一两；从面肿起，其根在脾，加桑白皮一两；从胁肿起，其根在骨，加甘遂一两；从顶肿起，其根在膈，加茯苓一两。仍审其虚实加减，忌食杂物。所谓加药者，一剂之中，再加一两也，须活法用之。

三　消

消者，易消之谓也。邪火内烁，真阴枯竭，善渴善饥，不为肌肤，饮食入胃，顷刻消尽，故曰消症。以其上中下三焦受热，故曰三消。所谓三消者何？曰消渴，曰消中，曰消肾，乃心脾与肾三经之火症也，而心脾二经之热，又皆由于肾火。盖肾之所主者，水也，真水不竭，自足以滋养乎脾，而上交于心，何至有干枯消渴之病乎。

惟肾水一虚，则无以制馀火，火旺不能扑灭，煎熬脏腑，火因水竭而益烈，水因火烈而益干，阳盛阴衰，构成此病，而三消之患始剧矣，其根岂非根于肾耶。然分而言之，又若有各自为病者，如心经既虚，邪火乘之，而又内挟心火，心火为邪火，一时腾起，不能制抑，薰蒸上焦，以至口干舌燥，咽喉如烧，引饮虽多，而烦渴不止，小便频数而短少，所谓消渴者此也。脾经既虚，邪火乘之，而内炙脾土，脾家为火所烁，胃火亦从而起，仓廪之官失职，中宫之位已虚，令人消谷而易饥，饮食大倍于平日，肌肉渐瘦，小便如泔，虽甚烦渴而引饮不多，所谓消中者是也。肾经既虚，邪火乘之，水本能胜火，而今反为火胜，一杯之水易干，车薪之火方炽，则先天真一之精，煎熬殆尽，由是骨髓皆枯，肢节瘦细，腿膝酸疼，唇裂口燥，渴而引饮，饮虽不多而便溺时下，不能收摄，所谓消肾者是也。三消虽自为病，而根本总归肾经，真水一虚，而三病从之，医者可以知其源矣。此病惟好酒好色，喜食炙煿，好服丹砂金石之药者多成之。盖好酒则热易积，好色则火难制，喜食炙煿则津耗亡，爱服丹石则肠胃燥烈，而火症起矣，可不慎哉！

药例

消渴之症，上焦受热，渴多引饮，宜滋养心经。

以大剂麦门冬为君，石莲、黄连、天花粉、白茯苓、五味子、人参为佐，加四物汤服之。盖此症宜补阴血以胜阳，故必以四物汤合剂，而消中、消肾皆用之。

消中之症，善饥多食，宜治脾热，抑胃火。

以煅过石膏为君，蒸熟大黄、生甘草、茯苓为佐，加四物服之。

消肾之症，骨瘦腿疼，宜滋肾水。以杜仲、黄柏为君，天门冬、人参、知母、五味子、干山药为佐，加四物服之。

三消俱病，其势已危，九死一生，药亦不效，若不忍坐视，急用前三处之药，总作一剂，水煎成膏，与消梨汁、童便调和，渴即饮之，或可扶持。

大凡此症，从好酒而得者，剂中加干葛、天花粉、黄芩之类，从好色而得者，加天麦门冬、黄柏、杜仲之类，与猪肾子同煎服。从喜食炙煿而得者，大碗消梨汁、苦茗之类可服。从喜服丹砂而得者，大碗童便及井底泥浆水、大剂人中黄之类可服。医者当斟酌而用之。

噎膈

噎者，咽喉噎塞而不通，饮或可下，食则难入也；膈者，胃口隔截而不受，虽饮食暂下，少顷复吐，而不能容也。求其所以致病之由，而要皆忧郁不开，思虑太过，忿怒不伸，或惊恐时值，变故屡遭，汲汲皇皇，无安宁之日，以致内气并结于上焦，而噎膈之症始成矣。此皆处于逆境则然耳。致于素享富贵之人，亦有是症者何哉？必因厚味所伤，及酒色过度，虚火用事，真阴消烁，以致血液干枯，顽痰胶固，结于咽喉之处，则成噎，结于胃口之处则成膈也。又有不因酒色而得者，亦当以血枯痰腻，及气郁治之。但审其所得之由，及观其所禀之厚薄，方可用药。如瘦人多火，其血易干，亦有因火而生痰者。肥人多湿，其痰易结，亦有因湿而血滞者。穷困之人多忧郁，经营之人多思虑，不得志之人多忿怒，遭变之人多惊恐，好酒之人多痰火，好色之人多积血，嗜味之人多宿食，使气之人多恼怒，医者审而治之，不可以一端求也。又有所谓鼠噎者，见人即不食，背人则私食之，乃食鼠残中毒所致，又岂可以一例治之乎？凡治此症，以开郁顺气消痰润血为主，此其大法也。

药例

由忧郁不开而成者，宜先开其郁，而及其余，必以枳壳、抚芎、香附为主，而佐以贝母、桔梗、菖蒲之类。有痰则消其痰，如瓜蒌、半夏、姜汁、竹沥之类；有血则润其血，如当归、桃仁、阿胶、玄参、生蜜之类；有食则化其食，如神曲、麦芽、陈皮、枳实、莱菔子、槟榔、草果之类，各随症治之。

由思虑太过而成者，宜以开心窍为主，如菖蒲、灯心、通脱木之类，而佐以顺气之药，如苏子、茯苓、陈皮、沉香、白豆蔻之类。若有他症，照前加之。由惊恐而成者，以安心神为主，如茯神、远志、麦门冬、菖蒲之类，佐以顺气之药，如有他症，照前加之。

由血液干枯而成者，以润血为主，如阿胶、麦门冬、玄参、知母、生蜜之类，佐以顺气之药。如有他症，照前加之。

由顽痰胶固而成者，以化痰为主，必用海浮石、蛤粉、玄明粉、礞石、白硼砂之类为极细末，用姜汁、竹沥调少许，尝尝服之。必是此等药，方可治顽痰也。其煎剂，如油炒半夏、贝母、瓜蒌、橘红、茯苓、天花粉、黄芩、姜汁、竹沥之类，佐以顺气之药服之。若顽痰壅塞，不能伸气者，必用麻油二三两，桐油半两，调和服之，大吐顽痰，势即宽矣。

由积血不消而成者，以消血为主，如山楂、红花、赤曲、丹皮、降真香、苏木、蓬术、当归之类以消血，佐以枳壳、青皮、香附、紫苏梗之类以顺气。若又挟痰，加姜汁、竹沥、风化硝以消之。

由宿食不化，伤于胃口而成者，以消食为主，如枳壳、槟榔、蓬术、陈皮、莱菔子、草果、麦芽、神曲之类，佐以顺气之药，如木香、青皮、香附、乌药、苏梗之类。若有痰加姜汁、竹沥；若有积血，如前消血之药；若有干血，如前润血之药，加减服之。

由食鼠残而成鼠噎者，即以鼠粪烧灰，存性为末，与莱菔子、白豆蔻等分为末，时时用好酒送下，或二三钱，不拘时服。

凡噎膈初起，不论痰与血，即以韭菜白头捣取自然汁，同姜汁、竹沥、童便、好酒调和，日服一二盏，其效如神。丹溪乃以二陈加竹沥、童便、韭汁之类为主，治法亦相似。

凡膈症不能容物，食之即吐尽者，名曰翻胃，乃胃寒也，宜以温胃为主，用大附子去皮脐不用，切碎，入童便内煮二炷香，取出放净砖上，四围用炭炙之，待其燥烈，淬姜汁内，再炙再淬，直令熟透，切片，晒干，为极细末，每服一二钱，用茯苓、藿香、砂仁、白豆蔻、黄连、生姜，煎汤送下。

呕 吐

呕者有物在中，其所来之道远，故必呕而后出也；吐者亦有物在中，其所来之道近，故一吐而即出也。分而言之，微有不同，合而言之，同归于火。饮食痰涎，停积不化，胃火上升，即涌而出矣。其病与翻胃相似，而实各有所属。翻胃属寒，呕吐属热，惟其热也，故其出也无定时，或随食随吐，或食良久而后吐。随食随吐者火也，火邪急速，不及入胃而即出，无呕逆之苦，无挥咯之劳，是即吐之谓也。食良久而后吐者，火犹稍缓，必入胃余时，委曲而出，酸苦万状，伤神劳精，肠卷而腹急，是即呕之谓也。而所出之物，亦不甚尽，惟翻胃也则阴气下结，水谷暂容，朝食则暮吐，暮食则朝吐，或朝食至午而吐，或午食至暮而吐，其吐必尽所食，日日如此，不少愆期，盖胃家受寒，不能运化，自不容于不出，则翻胃与呕吐，所以不同也。又有吞酸吐酸者，何也？盖饮食入胃，胃弱不能消，而又夹肝火，是以作酸，浮饮积蓄，变为酸痰，肝火升则吐，肝火降则吞，其吞与吐，皆肝火升降之所为也。故治呕吐者，必治其热，治翻胃者，必治其寒，治吞酸吐酸者，必抑其肝，而后所投之药，无不中矣。

药例

伤食呕吐者，饮食过多，一时不能克化，胃窄不能容，又挟火邪故也，宜以消食为主，抑火顺气次之，用山楂、麦芽、槟榔、草果之类以消食，黄连、石膏以抑火，藿香、苏子、陈皮、白豆蔻之类以顺气，加姜汁服。

痰多呕吐，以消痰为主，降火顺气次之，宜半夏、南星、瓜蒌、贝母之类以消痰，黄连、黄芩、山栀之类以降火，苏子、茯苓、白豆蔻、橘红之类以顺气，加姜汁、竹沥服之。

痰食相并呕吐，以消食化痰为主，降火顺气次之，用枳实、莱菔子、神曲、麦芽之类以消食，半夏、瓜蒌、贝母之类以化痰，黄连、石膏之类以降火，苏子、白豆蔻、橘红之类以顺气，加姜汁服之。

伤酒呕吐，以解酒为主，降火顺气次之，用天花粉、绿豆粉、葛粉之类以解酒，黄连、山栀、黄芩之类以降火，苏子、枳壳、陈皮之类以顺气，加萝卜汁服之。

夹风吐浮沫，以荆芥、天花粉、半夏、南星为主，薄荷、紫苏梗叶为佐。若头眩，加天麻，有火加黄连，入姜汁、竹沥服之。

恶心呕吐，乃胃气不足故也，以扶胃为主，用白术、人参、半夏、藿香、白豆蔻、白檀香、苏子之类，加姜汁、竹沥服之，若恶食加枳实。

大凡呕吐药中，须磨沉香四五分服之，其效如神。

附：翻胃

翻胃不甚剧者，但视其所食之物，犹未尽者是也，宜用温药。

如木香、桂心、生姜之类，以温其脾，加半夏、黄连、人参、茯苓煎服。

翻胃甚者，所食之物吐尽者是也，其胃大寒，必用热药。

如煨熟附子、丁香、干姜之类，加姜炒黄连、人参、茯苓、苏子、沉香、白豆蔻煎服。

附：吞酸、吐酸

吞酸、吐酸，虽有吞吐之不同，而治法则一也。皆以抑肝火为主，而消痰顺气次之，大剂姜炒黄连为君，佐以半夏、青皮、茯苓、乌药、槟榔以顺气消痰，加姜汁、竹沥服之。或用吴茱萸三钱，黄连七钱，姜糊丸，名曰左金丸，盖佐肺金以伐肝也。用滚汤送下三五十丸，不拘时服，甚效。此方兼治两胁膨胀。凡治酸，必用吴茱萸，顺其性而折之也。

凡此四症，皆禁用甘草，盖甘能壅气，又能发吐故也。

河间曰：吐症有三，气、积、寒是也。上焦吐者，从乎气，脉浮而洪，食已即吐，渴欲饮水，大便燥结，气上冲胸而痛，治当降气和中；中焦吐者，从乎积，脉浮而长，或先吐而痛，或先痛而吐，乃食与气相并为积而痛，治当去其积，行其气；下焦吐者，从乎寒，脉沉而迟，朝食暮吐，暮食朝吐，小便清利，大便不通，治当通其秘，温其寒，大便渐通，再用中焦药和之而愈矣。

霍　乱

霍乱之症，急于风火，心腹绞痛，肠胃并结，欲吐不吐，欲下不下，手足挥顿，滚转烦闷，顷刻之间，死生安危系焉。盖由平日过伤饮食，多劳多气，一感臭秽，清气混淆，于是阴阳不条畅，水火不升降，中气溃乱，而病斯剧矣。邪在上则吐，邪在下则泻，邪在中则吐泻兼作，是皆易治者也。若不吐不泻，则死生在顷刻矣。

又有转筋霍乱者，筋脉拘挛，手指足指扳挽屈曲，此尤霍乱中之至重者也。若吐泻则亦有可治，如不吐泻，必死无疑矣。大抵霍乱初起，不得用药，以其气乱药不能理也。

药例

大法霍乱初起，无如盐水，以无灰食盐二两，炒干，乘热投河水中，调和，约二三碗，令病人连连饮之。盐性坠下，直坠至底，浮食于上，则吐矣。若吐不通快，再饮之，直至通快而后止，吐尽宿物，则邪气亦散而腹痛即宽矣。

或用沥青一钱，为细末，长流水调下，分作二服，其痛立止。

霍乱不吐泻，腹胀如鼓，不得用别药，惟益元散可服。用细软滑石，水磨，漂去黄水，晒干，每滑石末六钱，配甘草末一钱，故名六一散，泡汤冷定，时时呷之，或连末服下。此药能降邪气，消食坠痰和胃调中，但闻腹中有响声，此是好消息，不吐则必下，不下则必吐，乃霍乱中之妙药也。

调理之剂，如顺气，则藿香、乌药、砂仁之类，如消食，则陈皮、麦芽、神曲、枳实之类，如破结，则厚朴、香附、青皮之类，如降火消痰，则半夏、茯苓、黄连之类，如治转筋，则木瓜、白扁豆、当归、乌药之类，此其大法也。直待全愈之后，始可用参、术。霍乱乃邪气用事，正气无主，溃乱之际，大忌姜汤、米汤及乌梅梅酱等汤，服之立死，虽热汤亦不可用，禁之禁之。小腹作痛，胀紧如石，气冷并结者，乃房劳伤也，切不可误以为霍乱，妄投冷水，及补药之类，服之立死。但用消伤、破血、调气之剂，如红花、苏木、桃仁、当归、木香、青皮、槟榔之类，酒煎，加童便调和，大口咽下。又令病人坐葱汤中浸之。

头 痛

头居众体之上，为诸阳之会，其位至高，犹山之有巅，木之有杪也。风之起也，愈高而愈狂，山巅木杪先得之，故云行如飞，叶落如雨，皆风使之然也。头居上体，为风之所先及，然以其会乎诸阳，而不畏寒，则人多忽之，而不知所避，风邪一入，头即痛焉，故头痛之病，风痛居多。夫风何以使之痛，盖风之为物也，善行而数变，其性易入，其气易感，头之诸阳，内聚而拒风，风之势力，外攻以抗阳，风与阳而相争，则两不肯伏，交战于至高之分，而头之诸经始病矣。以诸阳之强，且不能以胜风，而况于诸阴乎？其有血虚气虚而作痛者，虽系本元之不足，而实风之为病也。盖虚之所在，邪必凑之，使无风以入之，惟觉眩运而已，而何以作痛耶。但其气血已虚，无力拒风，风虽入而不与之争，故其痛亦不甚也。其有饮食不消，痰涎涌上而作痛者，非尽风之罪也，医者宜审而治之。大要皆当以川芎为统治之药，而诸经之主治药为君，佐以薄荷、荆芥等药，乃为得宜。至于升麻，诸经皆不可缺，而独少阴则不必也。

药例

风入太阳经，则发际痛。

羌活为君，川芎、升麻、白芷、防风、甘草为佐，加葱白、生姜。

风入阳明经，则额前痛。

白芷为君，川芎、升麻、羌活、防风、甘草为佐，加葱白、生姜。

风入少阳经，则两鬓间痛。

柴胡为君，川芎、升麻、羌活、白芷、防风、甘草为佐，加葱白、生姜。

风入少阴经，则颊骨紧痛。

细辛为君，独活、川芎、白芷、防风为佐，少加升麻、甘草、黄柏。

风入厥阴、太阴之交，则顶巅痛。

藁本为君，升麻、川芎、防风、牙皂、甘草为佐。

风入后太阳经，则脑后风池、风府及颈项强痛。

羌活、防风为君，川芎、升麻、薄荷、荆芥、葱白、生姜、甘草为佐。

诸经头痛如破不能忍者，必多用蔓荆子，而以诸经之为君者佐之，加葱白、生姜。

血虚头痛者，痛虽不甚，而终日星星作疼，如细筋牵引。

以四物为主治，佐以升麻、白芷、薄荷、甘草之类，剂内惟川芎加倍用之。

气虚头痛，痛则有微汗，头甚空虚，眼目眩运，必以重帛包裹，方可少宁。

以四君为主治，佐以半夏、川芎、防风之类。

宿食不消者，饱则头痛，饥则不痛，盖食饱则浊气熏蒸于上，故头胀紧而作疼也。

宜以苍术、厚朴、槟榔、草果、黄连、枳实为主治，佐以薄荷、川芎，少加甘草、砂仁。

痰涎涌上者，必眉棱骨痛，或云属风热与痰也。

宜以半夏、橘红为主治，佐以川芎、升麻、黄芩、薄荷、甘草之类。

诸经头痛，若兼身热，必多用柴胡、紫苏、黄芩、芍药、炙甘草之类。若挟寒者，加桂枝、生姜。若风邪不能去，加麻黄少许。

半边头痛，乃邪客于半边，属少阳之分，最为难治，痛久多至害眼。盖肝胆相为表里故也。大抵在左属风属血虚，在右属痰属热。

宜以柴胡为君，川芎、白芷、升麻、甘草为佐，加葱、姜、水、酒煎服。外用带须葱白捣烂，加飞盐及牙皂末，贴在痛处，又以艾囊如帕子样者扎之。

又有雷头风者，如雷之鸣，为风邪所客，风动则作声也，诸药罔效，惟清震汤主之。

诸经皆痛，并用诸经君药，各二三钱，作剂，加升麻、甘草、葱、姜之类为佐。

附：头眩

头痛之外，又有头眩一症，亦人所不能堪者，虽无痛苦而精神眩耀，所见之物皆颠倒摇动，身如浮云，足如履空，饮食下咽即吐，胸中怏怏，眼花不定，乃其症也。此为风动肝木，根本皆摇，卷痰上升，迷乱清气故耳。

宜以天麻为君，薄荷、柴胡、青皮、半夏、黄连、生姜之类为佐，气虚加参、术，血虚加归、地，痰多加生姜、竹沥，精虚加天麦门冬、人参、五味之类可也。

心 痛

心痛者非真心痛也，乃心胞络与胃脘痛也。然果何以知之？盖心胞络护捧其心，脉络相系，位居心之四旁，火载痰而上升，碍其所居，胞络为痰相轧，故脂膜紧急而作痛，遂误认以为心痛也。胃脘近心，位居心下，而络于脾，饮食过多，不能克化，伤于胃脘，病根尝在，略伤饮食，即闷闷作疼，亦误认以为心痛也。大抵痛而有痰，尝觉恶心，呕出痰饮即宽者，即谓之心胞络痛也。痛而作饱，时嗳气，直至饥而后缓者，即谓之胃脘痛也。又有痛时，得饮热汤热酒，而痛缓者，乃寒气客于心脾之间也。又有心头作疼，其痛应于背心者，乃忧郁悲思，积而成病也。又有心头急痛，唇白发竖，口吐黄水者，乃虫之为害也。又有心头结痛，逆气上升，如虫绞扰，自觉胸中唧唧作声者，非声也，乃死血随气而动也。又有一月一发，或二三月一发，其发也痛极闷死，搔爬无措，涎水一涌而即苏者，乃寒痰积于心脾之间，安堵不动，一为恼怒劳倦所伤，则寒痰乘势涌起，泛溢胃口，迷塞心窍，故闷痛而欲死，涎水一涌而出，则胃口渐觉，心窍渐通，而后苏也。凡此皆可施治，惟平素原无心痛之疾，卒然大痛无声，面青气冷，咬牙噤齿，手足冰冷者，乃真心痛也。盖寒邪直犯君火，旦发则暮死，暮发则旦死，不救之症也。

药例

心胞络痛者，痰也。

宜以玄胡索为君以定痛，半夏、贝母、瓜蒌为佐以降痰，香附、枳壳、砂仁、苏子以顺气。

胃脘痛者，食也。

宜以草豆蔻为君以定痛，佐以枳实、陈皮、槟榔、草果之类以消食，木香、乌药、砂仁之类以行气。

寒气客于心脾之间而作痛者。

宜以干姜、良姜、官桂、丁香之类以驱寒，草豆蔻、玄胡索、乳香、没药之类以定痛，香附、枳壳、陈皮、青皮、木香之类以开气。

前心应后心痛者，郁也。

宜用香附、苍术、贝母、抚芎、枳壳、桔梗之类以开郁，木香、砂仁之类以行气。

心头急痛，唇白毛竖，口吐黄水者，虫也。

宜用雷丸、川楝、使君子之类以杀虫，黄连、乌梅之类以安蛔，乳香、没药之类以定痛，砂仁、槟榔、枳实之类以降气。

心头作痛，气逆上冲，唧唧有声者，血也。

宜用苏木、红花、三棱、蓬术、降真香之类以破血，青皮、槟榔、木香、枳实之类以降气，水煎，磨沉香五六分，或多至八九分，服之，令血下行。或加童便。

心头闷痛，必吐而后宽者，痰也。

宜用山栀一两煎，加姜汁一杯、竹沥半杯服之。

真心痛，手足青至节者死，寒至节者亦死。盖因寒邪直至心经，心火衰弱，反为寒气所劫故也。医者不忍坐视，用猪心煎汤去猪心，入麻黄、官桂、干姜、附子之类，直至心经以散寒。此秘要之妙法，亦死中求生之意也。

亦有似真心痛，而实非者，虽有爬床拏席挥手顿足之状，而面无青色，四肢不厥，其痛不至于无声者是也。此乃胃口有虫，兼痰与食相绞，而为害也。先以锡灰、使君子为末，酒服二三钱，待痛缓，服消食之剂，兼以杀虫化痰。若察其脉沉迟，亦有寒也，宜以温药散之，如木香、官桂之类，若唇白毛竖，口吐黄水，单是虫也，宜多服使君子、川楝、雷丸之类，禁用花椒，盖花椒虽能杀虫，其味太辣，若骤服之，虫必惊跳攻绞，反伤胃口，甚至有不能堪而殒其命也。慎之慎之！

大法诸般心痛，先用猪心一具，煎汤，取出猪心，入药煎之，其效立奏。盖猪心直引诸药至患处也。其煮熟猪心亦切为片子，蘸乳香、没药、甘草、官桂细末嚼之，大有奇效。

凡治诸般心痛，必以开郁行气为主，此其要法也。

腹　痛

腹位于人身之中，而统于脾胃水谷之府也。善理脾胃者，调其饮食，不使太过，戒暴怒，节大劳，何病之有？人有患腹痛者，非伤饮食，必多怒气，非伤怒气，必多劳倦，三者不慎，而根抵于中矣，一有感触，则痛斯作焉。伤于饮食，则饱闷而痛，或痛连于小腹；伤于怒气，则膨胀而痛，或痛连于两胁；伤于劳倦，则运化自迟，四肢无力，中脘偎偎而痛。若三者兼而有之，则其发必重，中气并结而不通，腹硬如石，紧急如鼓，行立不得，坐卧又难，大小便俱闭，胸膈痞塞，病即危矣。若遇此危症，不可坐视其毙，当求一生于万死之中。先以温热之剂，令其徐服，但觉腹中有声，则可生矣。然温热之剂，必是一时过饱，不能通利，腹硬而冰冷者，始可用，若犯霍乱，决不可用也。盖霍乱不吐不泻，皆火邪内结，若用温热之剂，其毙立待，而参、术之类，尤不可犯，慎之慎之。盖腹痛多有余之症，然亦有不足者，如血虚气虚之类，若平素慎于饮食，而视其肢体瘦弱，又不饱闷，但偎偎作痛，如细筋牵引者，即血虚腹痛也。若肚腹尝觉空虚，似饿非饿，翕翕作疼，呼吸如无气力者，即气虚腹痛也。又有腹中冷痛，尝欲嗳气，得热物熨之，或饮热酒热汤即缓者，乃冷伤气也。又有腹中攻痛，口干舌燥，小便赤涩，肛门如烧者，火也。又有面黄肌瘦，唇白发竖而痛者，虫也。医者审其新久，视其老壮，量其轻重，观其缓急，而施治之可也。

药例

伤食腹痛者，宜用槟榔、草果、三棱、蓬术、山楂、麦芽、神曲、陈皮之类为主治，佐以芍药、甘草、木香、香附、砂仁之类煎服。然又必审其伤于何物，如食肉伤，宜山楂、蓬术、阿魏之类，食饭伤，宜神曲、麦芽之类，食面伤，宜莱菔子之类，生冷伤，宜官桂、干姜、苍术、厚朴之类，宿食伤，宜枳实、黄连、蓬术、槟榔、草果之类。因其所伤之物，而以主治之药为君，佐以余药，兼以化气，则得之矣。

感气腹痛者，宜以青皮、木香、乌药、枳壳之类，佐以芍药、甘草、厚朴、砂仁，少加消食之剂，恐其人有食也。

过伤饮食，并结膨胀，前后不通，肚腹冷痛者，宜用煨熟附子、砂仁同煎，磨枳实、乌药、槟榔、木香在内，时时饮之，但觉腹中有响声，则气已转运，而所伤之物当从大便而下矣。切不可便用大黄，大黄之性虽走而不守，然亦大寒之药也，若骤用之，反并结而不行，其毙可待，戒之戒之。

霍乱腹痛，不吐不泻者，乃一时邪气扰乱，火热内攻，切勿误以为饮食并结，妄投热药，如附子、官桂之类，服之立死，宜先饮盐水，再服益元散，速速服下，其气自正。待腹中有声，必发吐泻，而痛即止矣。此症见于霍乱门，今以腹痛条例复载于此。

血虚腹痛者，宜用芍药为主治，佐以川芎、当归、地黄，兼以甘草、陈皮、木香之类。

气虚腹痛者，宜蒸熟人参为主治，佐以白术、茯苓、甘草、陈皮、砂仁、木香、芍药之类。

腹中冷痛者，宜用肉桂为主治，佐以木香、干姜、乌药、砂仁、芍药、甘草之类，冷甚者加熟附子。

腹中攻痛，口干舌燥，大小便艰涩者，宜以蒸熟大黄为主治，佐以石膏、黄连、甘草、厚朴之类，水酒同煎。腹痛而泄泻者，宜以苍术为主治，佐以厚朴、陈皮、甘草、山楂、神曲、麦芽之类，少加肉桂、木香，盖腹痛而泄泻，虽是伤食，其实胃寒所致，故用温药也。

宿食不消，又挟寒而作痛者，不可用黄连，而枳实则犹可用也，盖枳实、黄连，虽能消宿食，然既挟寒，则寒药必不可用，故禁用黄连，但以枳实、蓬术为主治，佐以消食余药，加温剂，如木香、肉桂之类，则自愈矣。

凡诸腹痛，皆宜用芍药、甘草，乃治腹痛通用之药也。盖芍药味酸，能于土中克木，甘草味甘，甘先入脾而能缓诸痛，曲直作酸，酸者甲也，稼穑作甘，甘者己也，甲己化土，此仲景妙法也。故芍药、甘草，名之曰戊己汤，统治诸般腹痛，而血虚腰痛者，尤为甚效，宜于诸药中加之，惟腹中窄狭者勿用，以其酸寒也。若以酒浸炒熟，则寒性自散矣。

腰胁痛

人有病腰痛者，何以致之？曰肾藏于内，外应乎腰，腰之所在，肾之所在也。惟房劳不节，竭其真精，则肾脏空虚，而腰始痛矣。衰老之人，无房劳而腰尝痛者，亦因少壮之时，自恃雄健，斫丧真元，遗其病于暮年也。又有闪挫而得腰痛者，亦由肾虚，使肾水充实，虽有颠蹶之虞，自无闪挫之患，只因肾虚无所依恃，一有挫闪，则肾离于故处，此痛之所由作也。又有久泻而作腰痛者，利尽其水，而真水亦涸故也。又有腰重如带五千钱者，何也？盖肾属水，其质本重，而又兼脾湿下注，湿与水而同宫，水得湿而益满，此腰之所以重也。然但重而不甚痛者，以肾水不虚故也。女人腰痛，少壮者多血滞，衰老者多血虚，产妇临蓐而先腰痛者，乃胞系欲脱于肾故也。治此病者，审其虚实而施之，百无不中矣。

人有患胁痛者，何以致之？曰肝藏于内，外应于胁，胁之所在，肝之所在也。所藏者血，所属者气，蹼跌斗殴，内伤乎血，败血蓄积于肝之分，瘀而不流，则胁痛作矣。或有外触恼怒，欲报而不得伸，郁结不行，藏于肝部，则虽无瘀血而亦痛矣。然何以辨其血与气耶？盖瘀血作痛者，痛而不膨，按之亦痛，不按亦痛，其痛无时而息也；怒气作痛者，痛而且膨，得嗳即缓，已而复痛，其痛亦有时止也。此非气与血之辨乎。又有季胁作痛者，何也？盖季胁在胁稍之处，肝之下，胆之位也，痛甚而下连小腹者，亦是死血，痛不甚而止于一处者，痰也。治此病者，审其所伤，而施治之，则无不中矣。

药例

肾虚腰痛，以补肾为主。

宜君之以杜仲，佐之以黄柏、破故纸、菟丝子、牛膝、茯苓、人参之类，加炒盐一撮煎之，或与四物汤同用亦可。老人腰痛，剂内加茴香一二钱，熟附子一片，以其阳衰，欲扶阳以生阴也。即以此药作丸亦妙。

闪挫腰痛，以和血为主，而不暇治其虚。

宜君之以当归，佐之以红花、桃仁之类以和血，杜仲、续断、牛膝、茯苓以引至痛处，使肾归故所，加以乌药匀气，甘草调和，官桂为之向导，而黄柏、人参且慢用，盖黄柏性寒，虽本经之药，恐血得寒而不流，故暂舍之。若以好酒煮熟，炒成褐色亦或可用。人参味厚，虽能补虚，然既欲和血，则补非所宜，故不用也。

腰重如带五千钱者，以分消其湿为主。

宜君之以黄柏，佐之以茯苓、泽泻、木通以利其湿，苍术、防己、防风以燥其湿，盐炒杜仲以领至本经，使湿从小便而出。外用苍术一二斤，为粗末，炒令略热，入布囊中，围裹患处，内外夹攻，则湿自去矣。又以带须葱二三百根，生姜斤余，浓煎汤，贮深桶中，令病人坐其内，使服煎药。若汤冷再添，欲小便即令撒在汤内，其湿自去，此要法也。

女人腰痛，少壮者多血滞。

宜以当归、杜仲为主，佐以桃仁、红花、木香、官桂之类。

衰老者，多血虚。

宜以四物汤配杜仲、黄柏、破故纸、牛膝、茯苓之类，以猪腰子汤煎之，其效甚速。

凡腰痛，皆宜猪腰子，先煎五六滚，取出腰子，入药煎服，服后即以猪腰子蘸盐食之。

统治腰痛，不论肾虚闪挫，血虚血滞，皆用杜仲一两，童便一碗，煎干，同橘核，炒熟捣碎三钱，黄柏二钱，炒令褐色，酒二盅，煎至八分，空心服之，其效如神。

瘀血胁痛者，以破血为主。

宜以当归、红花、苏木、桃仁、山楂、蓬术，以破其血，青皮、芍药、官桂、柴胡之类，以引至本经，若胁痛甚者，以大黄下之。

怒气胁痛者，以抑肝为主。

宜以青皮、芍药、柴胡、官桂，以伐其肝，枳壳、乌药、木香之类，以开其气，红花、当归以和其血，痛甚者加醋少许饮之，盖酸能破结，直入肝经故也。大忌陈皮、生姜、细辛，服之即令肝胀，以其能补肝也。肝尝有余，并无补法，若果肝虚，不能熟睡，但补其血，如四物汤之类可也。然积忿不清，亦令人不寐，宜消息之。

季胁痛连小腹者，以和血为主。宜以当归、红花、玄胡索、山楂之类，以和其血，青皮、芍药、柴胡、槟榔引至患处，少加木香、乌药，以调其气。季胁微痛者，痰也，非白芥子不能达。

必以之为君，佐以柴胡、青皮、乌药、木香之类，加姜汁、竹沥服之。

统治两胁胀痛。

以青皮为君，佐以枳壳、乌药、木香、芍药、官桂、厚朴之类，加大腹皮一团，煎服。或用吴茱萸为君，黄连为佐，大约吴茱萸七钱，黄连三钱，作丸子，以白汤下，不拘时服四五十丸，亦治吞酸吐酸甚效。

凡治胁痛，如青皮、芍药之类，皆宜醋炒，以酸先入肝，兼能破结故也。

股 痛

股居一身之下，众阴之所归，而其所以作疼者，三经受病也。足太阴脾经主肉，足厥阴肝经主筋，足少阴肾经主骨，脾经受湿，下流于股，则肉内酸疼；肝经受寒，下及于股，则筋挛急痛；肾经受寒，下注于股，则骨髓冷痛。其痛各有所属，而可以一概治之乎？设使筋挛急痛，误以为湿，而用燥剂治之，则燥尽其血，而筋失所养，其痛甚矣，必投以养血之剂，则筋自舒而不挛急矣。骨髓冷痛，误以为湿，而用燥剂治之，则燥尽其髓，而骨内空虚，其痛愈加，必投以补髓之剂，则骨气充，而无所苦矣。肉内酸疼，单用热药，而不用燥剂，肉得热而融活，因有微效，而湿流于中，何时可去，必以热药为向导，而燥剂君之，以血药佐之，则湿可去，而血亦不枯，此万全之治法也。苟不辨其为湿为寒而混用之，非惟无益，而反害之矣。其可乎哉？若妇人产后，或患股痛，皆恶血流注经络而然也，要当以热药为向导，而活血之剂君之，以行气之药佐之，则自愈矣。若误以为湿，而专投热剂，其何以取效乎？然二者之中，热药则可，而燥剂决不可用，何也？血得热而后行，不用热药，何以活血，而大热之剂，亦未可轻用。若用燥剂，则不惟股中之血易干，而一身之血亦病矣。慎之慎之！

药例

肉内酸疼者，湿也。

宜以苍术为君，白术、防己、防风、茯苓为佐，煨熟附子、官桂为向导，牛膝、黄柏为引经，此治湿之法也。

筋挛急痛者，血受寒也。

宜以当归为君，川芎、芍药、地黄、木瓜为佐，附子、官桂为向导，牛膝为引经，此治筋挛之法也。

骨髓冷痛者，髓受寒也。

宜以虎骨为君，天麦门冬、破故纸、菟丝子、杜仲为佐，附子、官桂为向导，牛膝为引经，此治骨疼之法也。

妇人产后股痛，非湿非寒，乃恶血下注于经络也。

宜以当归梢为君，桃仁、红花为佐，不用附子，惟以官桂为向导，香附为行气，牛膝为引经，此治产后股痛之法也。

男子两股无力作痛，上连腰胯者，乃房劳太过，精血俱损故也。

宜以四物汤补血，杜仲、牛膝、天麦门冬、黄柏、人参以补精，少加红花以养血，乌药以匀气，此治房劳股痛之法也。

凡治股痛之症，药中必加炒盐一匙，磨沉香少许，领药下行，切不可用甘草，恐其缓药力，不能速下也。

统治股痛膏药，兼治肩背酸疼，用广胶一斤，将好醋二碗，浸软，入生姜汁、葱汁各一碗，慢火熬成膏，入乳香、没药各二两，麝香五钱，搅匀摊布上，随其痛处大小摊之，先以生姜擦痛处，然后以膏贴上，将手烘热运之，其效甚速。

或用赤色老松脂三斤，入锅化开，用布滤入水中，取起再入锅，慢火炼至紫黑色，然后入姜、葱汁各二碗，再炼，不停手搅之，待干为度，入猪脂熟油半斤，再炼，滴水中试老嫩，若老再加油，若嫩再熬少时，直待得所，入乳香、没药各三两，麝香一两，调和摊贴尤妙。

治湿气痛洗汤法：用凤仙草一大束，葱一束，捣烂，苍术半斤，防风、荆芥各五两，煎汤，入桶中，令病人坐汤内，多用旧衣服浸汤，搭其痛处，汤冷再添，不过三四次即愈矣。若遍身，亦以此法洗浴，尤妙。

附：脊痛

背脊乃督脉所贯，属太阳经，其所以作疼者，乃房欲过度，不恤劳力，脊髓空虚所致。若为贼风乘虚而入，即时倔强不能屈伸，若误以为痰，而以痰药投之，则所治非其所患矣。必用猪脊髓一条，入水煮熟，取出，投天麦门冬、人参、四物汤之类，加好酒煎服，或少加羌活引入太阳经。若为贼风所乘，宜去人参，加羌活，佐以防风、甘草、乌药、木通之类，此治脊痛之法也。然此特其大略耳，圆活变化，岂吾之所能尽乎？

卷 三

内 科

麻 木

人皆以麻木为一病，而不知麻与木，固自有不同也。所谓麻者，非痒非痛，肌肉之内，如千万小虫，乱行杂沸，按之不止，搔之愈甚者是也。所谓木者，不痒不痛，自己之肌肉如他人之肌肉，按之不知，搔之不觉者是也。麻如麻之乱，故名曰麻；木如木之顽，故名曰木。麻犹知痛痒，而木则全无所觉矣。然未知其病之所属，将何以断之？盖麻有久暂，木亦有久暂。暂时之麻者，或因坐卧不得其所，四体相压，阻抑荣卫，血行既迟，而气亦未至故也。然麻或太甚，亦有似于木焉。暂时之木者，亦因坐卧不得其所，四体重压，又着寒气不时，不会护持，而荣卫不相联属，血已不行，而气久不至故也。然木或还醒，亦有似乎麻焉。此其暂时之麻木，虽因气血不足，而犹未足为病。惟久麻久木者，斯为病耳。盖经年累月无一日而不麻者，麻之久者也。麻之久者，非坐卧不稳所致，必其内气虚甚，风痰凑之。

痰本不能作麻，以其挟于风邪，痰为风所嘘，如风吹波浪，自腾沸而起，肌肉之中，已为风痰所据，阴阳二气，失其运行之柄矣，安得而不麻乎！经年累月，无一日而不木者，木之久者也。木之久者，亦非坐卧不稳所致，乃是死血凝滞人内，外挟风寒，又因阳气虚败，不能运动，而肉已死，若血与我不相干，此其所以木也。人之一身，皆气血所养，气血行迟，即能成病，况其不行乎！此久麻久木之所以可畏也。然麻木之处小，犹可治之；若半体一肢，决难救疗。医者知此，则人之死生，病之轻重，了然于胸中，而用药之妙，尤在于善变，其可以执泥耶！设使暂麻暂木，而用重剂，则损其真元；久麻久木，而用轻剂，则不能取效。审而治之可也。

药例

大法麻木之病，虽有风痰、死血之分。然治疗之药，皆当以热药为向导，如生姜、附子、官桂、川乌之类；以引经药引至各经，如手臂用桑条，股足用牛膝、威灵仙之类；以行气药通其气，如乌药、木香、枳壳、青皮之类；以通窍药开其经络，如木通、穿山甲、牙皂之类。有痰则去痰，有风则去风，有血则行血，此其总纲也。

久麻者皆气虚，为风痰所凑也。虽系气虚，亦不暇补其气。一补其气，则风无自而散，痰无自而去矣。宜以生姜为向导，枳壳以开气，半夏、南星以祛痰，防风、荆芥、羌活以散风，牙皂、木通以通经络，手臂用桑条、股足用牛膝以引经。待其病减，然后用参、芪、白术、茯苓、甘草之类，以补其气可也。

久木者皆阳气不运，死血凝滞，外夹风寒所致也。宜以附子、官桂之类为向导，乌药、木香之类以开气，穿山甲、木通、牙皂之类以通经络，当归、桃仁、蓬术、红花、阿魏之类以消血。因其病之所在，以引经药引之，如桑条、牛膝之类。待其病减，以八物汤补其气血可也。背上麻木以羌活为引经，胸前麻木以桔梗为引经，面上用升麻为引经。风用风药，痰用痰药，血用血药，皆以开气为主。而此三处，惟以生姜为向导，而附子之类，不必用也。

遍身肌肤大麻痒，淫淫然如虫行者，风也。宜以僵蚕为君，羌活、防风为佐，乌药以匀气，木通以开经，生姜为开导。盖木通能行十二经络，乌药能行一身之气，生姜能开一身之腠理，羌活、防风能去一身之风，而僵蚕一味，专治如虫行者之圣药也。至于加减轻重之剂，则存乎其人耳，而岂吾之所能备述者乎！

痞　块

痞者，否塞之意也。从病从否，故有痞之名焉。又以其坚实有形，故又名之曰痞块。然是物也，从何而得哉？盖因死血不化、宿食不消、痰饮积聚而成者也。有三者并而成块，有三者各自成块。各自成块者易治，并而成块者难治。然果何以辨之？察其脉，视其形而已矣。脉弦为痰，脉滑为食，脉芤为血。三脉俱见，则并而成块也。以其形而定之，宿食成块者，居于中脘，视之则无形，按之则有质。在肠胃之间者，以人之饮食，皆入于胃，故不在皮里膜外。其在皮里膜外者，皆痰与血也。盖痰能流注于脂膜，血能运行于皮肉。痰积而不流，则脂膜之间，为其所据，而有形可见；血瘀而不行，则皮肉之间，为其所碍，而亦有形可见也。欲辨痰与血之异，亦审其痛之何如耳。痛甚者为血，痛不甚者为痰；又手推不动者为血，手推易动者为痰；以热物熨之而痛缓者为血，熨之而若无所觉者为痰。此痰与血之辨也。若痰与血相成者，何以辨之？块之以渐而大者是也。盖先有死血，而又有痰以裹之，则以渐而大；先有积痰，而又有血以并之，亦以渐而大。若单是血，或单是痰，无相裹相并之物，只如初起之形而已，何至以渐而大乎？然宿食成块，亦未有不资于痰与血也，何也？盖饮食所伤者，惟中脘作痛，或按之硬实而已，初未尝如弹丸之形也。使不资于痰与血，何以成块乎？必先有硬饭，或鱼与肉，或馄饨米团之类，一时失嚼，误咽停于胃中，经月不能消化，碍其道路，血流过其处，必裹一层，痰或经其处，又裹一层，痰与血互相裹之，则不能不成块矣。裹一层，则大一层，故始如弹丸，久则如杯如碗。其初尚小，隐于胃中，犹有质而无形；其后渐大，则腹皮顶起，而形外见矣。又有时升时降时见者，乃气块也；或左或右或上或下，按之不见其块，不按又若有形，而辘辘作声者，乃停饮也，非块也。此统论其块云耳。然以其在人而言，则虽各有专病，而又不可拘也。如妇人之块多恶血，而亦有气成者；小儿之块多食积，而亦有痰成者；易怒之人多气癖，而亦有血成者；肥胖之人多痰饮，而亦有食成者。医者当问其得病之由，或偶伤食，自此日而起者；或偶受气，自此日而起者；或偶负重劳力，自此日而起者；或平素有郁痰固结，偶发作而起者。在妇人必审其月事之通闭，在小儿必审其饮食之多寡，皆当以意求之，不能尽述也。大法治一切痞块，皆以开郁行气为主，又各随其症而用主治之药，佐以破结软坚之味，则得之矣。其有癖块成龟盘之形，如能行动者，又不独以块治，当自有药以消之也。

药例

死血成块者，以消血为主。

用桃仁、红花、山楂、苏木、血见愁之类以消血，三棱、蓬术之类以消坚，青皮、乌药、香附、枳壳之类以开郁行气。共成一剂，以好醋五六碗，煮干为末，即以醋糊为丸。随其块之上下，以时之饥饱服之，好酒送下二百余丸，一日二服。所以必用醋者，取其酸能破结也。

痰饮成块者，以化痰为主。

用半夏、南星、瓦楞子灰、青礞石、海浮石之类以化痰，加三棱、蓬术、香附、青皮之类。亦以醋煮为丸，如前服之。

食积成块者，以消食为主。

用黄连、枳实、槟榔、草果、山楂、莱菔子、阿魏之类以消食，仍加三棱、蓬术、青皮、香附之类。用醋煮干，调神曲糊丸。

痰血食积相裹而成块者。

用海浮石、瓦楞子、礞石之类以消痰，枳实、莱菔子、槟榔、草果之类以消食，桃仁、当归、红花之类以消血，仍加三棱、蓬术、青皮、香附并木香之类，醋煮丸之。

诸气成块者，以破气为主。

用官桂、木香、青皮、枳实、香附之类以破气，仍加三棱、蓬术，醋煮丸之。

停饮作块者，以泄水为主。

用甘遂、芫花、大戟之类以泄水，佐以顺气之药，如乌药、青皮、枳壳、木香之类，使从大小便而出。

癖块之形如龟鳖状而能行动者，乃是食积、死血相裹而成也。以其日月既久，藉人之气血养之，故成此物。必日尝使病者食鳖肉。其鳖甲与骨，用醋炙脆，与三棱、蓬术、青皮、香附之类，为末，将乌梅肉醋浸令软，捣烂为膏，丸之，好酒送下。其物皆化为血水，从大便而出矣。此方亦治疟母如神。

统治诸块。用蓬术为君，三棱、当归、青皮、香附、红花、瓦垄子、海浮石、官桂、木香、穿山甲、阿魏、山楂、枳实、槟榔为佐，少加巴豆霜、硇砂、麝香为末。以陈米细粉，入醋煮成烂粥，丸之，好酒送下。不拘痰血食积作块，服此药易消。

凡诸块不宜用煎剂，只宜用丸子。盖块至难消，若用煎剂，如过路之水而已，徒损元气，于块无益。惟丸子入胃，徐徐而化，径至所患之处，潜消嘿夺，日渐损削，其块自小。亦不宜消尽其块，假如鹅卵大者，消至如弹丸即止，不必再服。盖块既渐小，大势既杀，必无再大之理，如暖解冰，一解即不能合矣。若必欲消尽，则人之元气亦消尽，反不可保，况块势既衰，久必自消矣。经曰：衰其大半则止，过者死。医者所当知也。

凡诸块，丸子药，每服二百丸，每日二服。若病势已剧，一日三服，以好酒送下。不善饮者，砂仁盐汤送下。每服丸子三日，至第四日，不要服丸子，必用大补丸，空朝用淡盐汤送下二钱，随用干食压之，守此法服药，可奏全功。盖治块之药，不得不用克伐之剂，若不服补剂，则正气无所养，邪气何时而除？故攻补兼施，乃万全之法也。补剂以人参、当归为君，白术、茯苓、甘草、川芎、芍药、地黄、官桂、黄芪为佐，名十全大补汤。即以为末，蜜为丸服之。忌食萝卜、大蒜及生冷油腻麸面之类，恐杂其药气，不能施功也。

疝　气

疝气者，下部之病，俗名小肠气，其实非小肠病也。而所属者，足厥阴肝经也。人之一身，惟两胁与小腹，以至阴囊、睾丸，皆统于肝。肝主筋而脉循阴器。阴器者，筋之宗也，一着于寒，则宗筋短缩，而小腹急痛，下连睾丸，牵引作疼，甚至有升上入腹者焉。

又有胁旁动气，或时胀起，横入阴处，响如蛙声，而作下坠者，此皆为寒疝也。至于感湿而成者，一丸渐大，一丸渐小，而小者或至于消尽，皆并于大者，而成独丸焉。其冷如冰，其硬如石，其大如鹅卵，沉沉而痛，上连小腹，筋脉牵引，坐卧不能安，乃肝木得湿，畅茂条达，如树得地气，易于长成，此为湿疝也。又有身体发热，阴囊胀大，皮破水流，痛不可忍，乃得之于房劳，因妇人不洁，秽水浸淫，热气蒸染所致，此为劳疝也。又有身体发热，耳后忽生痄腮，红肿胀痛，痄腮将退，而睾丸忽胀，一丸极大，一丸极小，有似乎偏坠，而非偏坠也。盖耳旁乃少阳胆经之分，与厥阴肝经相为表里，少阳感受风热，故痄腮忽生，后又遗热于厥阴，故痄腮既减，而睾丸即大，此为热疝也。又有阴囊胀大如斗，阴茎反缩入内，小便淋沥，不能通快，行履滞碍，不能轻健者，非疝也，乃膀胱气也。盖肾与膀胱为表里，肾主水而不能藏，故膀胱受之，气化则能出焉。惟肾虚为邪所客，遗病于膀胱，膀胱受邪，气秘而下坠，小便渗入阴囊，日积月累，故胀大如斗也。治此病者，以伐肾邪为主。若夫小儿偏坠，当以食积治。盖食积不消，脾湿下行，流入肝部，故成此症，又岂可以大人之疝同论哉！至于妇人小腹两旁逼近阴处，忽然并结胀痛，或皮肉顶起如鸡子头者，乃寒气聚于厥阴所致。小腹受寒，其病即发，是之谓阴疝。孰谓妇人无疝乎！大法以热治寒，以燥治湿，以活血治劳，有食积则消之，有邪则伐之，有寒则祛之，斯得之矣。

药例

睾丸升上入腹者，寒疝也。

宜以青皮、官桂为主治，佐以荔枝核、橘核、大小茴香、酒炒芍药、木通、乌药之类。先用好酒煎干，次入水煎，加飞盐一二钱，磨沉香五六分，空心服之。

或用鸡子壳，或鹅子壳，烧灰为末，空心热酒送下三钱。不过二服，即能压下睾丸，复归故所，其效如神。

胁旁动气，横入阴处，下坠作声者，亦寒疝也。

宜以青皮、官桂为主治，其馀佐药同前，但少加升麻，照前煎法，磨木香钱许热服，而飞盐、沉香则不可用，恐其坠下故也。盖或升或降，虽曰总属于寒，而气有上下，则不可不斟酌用之也。

或用熟附子、川乌、大小茴香、丁香、官桂、干姜、良姜、木香等分，少加麝香为丸，好酒送下五六十丸。良久，即觉内气如雷动，前攻后击，甚为惊人。少顷如欲大便之状，祛出寒气，有声连发，其痛即宽。能使三四年不发，乃劫药也。

睾丸一大一小者，湿疝也。

宜以苍术、防风、白术为主治，佐以官桂、青皮、木通、茯苓、泽泻、乌药、大小茴香、橘核之类煎之。仍以带须葱一大握，煎汤，浸睾丸于内，即服此药，尝添热汤浸之，以手挪之，立能使之一样。就坐汤中撒尿，其病易去。

阴囊胀大，皮烂水流者，劳疝也。

宜以猪尿脬一个，当归三钱为主治，佐以红花、桃仁、官桂、橘核、青皮、盐炒黄柏、酒炒芍药、茴香、茯苓、木通、甘草之类，煎服。

痄腮退后，忽患偏坠者，热疝也。

宜以柴胡、青皮、盐炒黄柏为主治，佐以赤芍、赤苓、甘草梢、橘核、生地、当归之类。若挟风邪，加荆芥、防风。

阴囊大如斗，小便淋沥者，膀胱气也。

宜伐肾邪，用泽泻一斤，切片，分作四分，一分童便浸，一分盐水浸，一分酒浸，一分醋浸，各七日夜，日中晒干，不要去汁，收至极干，略焙为末，陈米粉粥为丸。每空朝白滚汤下二钱，至下午饥时，又服一钱，如此服去，自然小便流利，阴肿渐宽，将久而自愈矣。不可求速效。

妇人小腹近阴之处，并结胀痛，或皮肉顶起，如鸡子头者，阴疝也。

宜以官桂为主治，佐以木香、槟榔、青皮、大腹皮、大小茴香、香附、乌药之类煎之，磨沉香五六分，空心服。

小儿偏坠，乃食积也。

宜用山楂、麦芽、枳实、黄连、槟榔、草果、砂仁、蓬术、神曲、白术、苍术、半夏、陈皮、甘草之类。等分为丸，白汤调下，量儿大小与之，久而自愈矣。大抵疝皆属肝经，惟小儿偏坠，乃由脾经而反传于肝也。

凡一切疝症，皆禁用姜、橘同服。或单用姜，或单用橘，则无所妨，但二味相合，斯补肝矣。至于细辛，尤为补肝，能闭气，患肝经症者服之，即时闷胀，慎之，慎之！肝无补法，以其尝有余也，五脏惟肝有余，而疝气则又肝气有余之甚者也，其可以复补乎哉！

诸　气

人得天地之气以成形。形者气之所由以寓者也，气者形之所由以充者也。二者固相为用也，而亦有轻重之差焉。形病气不病，虽羸瘦而无害；气病形不病，虽肥壮而可忧，是形在所轻，而气在所重也。人能安养天和，使五脏之气，均得其平焉，则何病之有？惟内伤七情，外感六气，六气内侵，而五脏之气病矣。故心气盛，则烦躁不宁，口干舌燥；肺气盛，则壅塞喘急，上膈烦满；肝气盛，则暴怒时发，两胁膨胀；脾气盛，则中脘痞塞，腹满饱痛；肾气盛，则膀胱满急，水道不通。此皆气之有余者也。至若心气虚，则精神恍惚，梦寐不宁；肺气虚，则呼吸短浅，皮毛洒淅；肝气虚，则筋脉不和，头空少睡；脾气虚，则饥不欲食，溏泻自利；肾气虚，则腰痛不能转侧，大便与小便，前后牵引而微痛。此皆气之不足者也。气失其平则为疾，善医者调其气而已。有余者泻之，不足者补之，又岂有实实虚虚之患乎？大法一脏尝以三脏治，本经之虚实，固宜补而宜泻矣。然虚则补其母，实则泻其子，则又不可不知也。

药例

心气虚则补之以炒盐，心气实则泻之以生甘草，此《本经》之补泻也。然肝为心之母，虚则姜、橘兼用以补肝，补肝即所以补心也；脾为心之子，实则黄连、枳实泻脾，泻脾非所以泻心乎？

肺气虚则补之以五味子，肺气实则泻之以桑白皮，此《本经》之补泻也。然脾为肺之母，虚则甘草、大枣补脾，补脾即所以补肺也；肾为肺之子，实则泽泻泻肾，泻肾非所以泻肺乎？

肝气虚则补之以姜、橘，肝气实则泻之以芍药，此《本经》之补泻也。然肾为肝之母，虚则地黄、黄柏补肾，补肾即所以补肝也；心为肝之子，实则生甘草泻心，泻心非所以泻肝乎？

脾气虚则补之以大枣、甘草，脾气实则泻之以黄连、枳实，此《本经》之补泻也。然心为脾之母，虚则炒盐补心，补心即所以补脾也；肺为脾之子，实则桑白皮泻肺，泻肺非所以泻脾乎？肾气虚则补之以地黄、黄柏，肾气实则泻之以泽泻，此《本经》之补泻也。然肺为肾之母，虚则五味子补肺，补肺即所以补肾也；肝为肾之子，实则芍药泻肝，泻肝非所以泻肾乎？

合而言之，诸气之病，分属五脏，五脏之病，分为诸症，要不可以一节言也。此之所言，乃补泻之大略耳。然此正药之外．亦不能无增益者焉。如炒盐补心，甘草泻心。固矣；而麦门冬亦可以补心，黄连亦可以泻心。如五味子补肺，桑白皮泻肺，固矣；而人参亦可以补肺，黄芩亦可以泻肺。如姜、橘补肝，芍药泻肝，固矣；而细辛亦可以补肝，黄连亦可以泻肝、如甘草、大枣补脾，黄连、枳实泻脾。固矣；而白术亦可以补脾，石膏、大黄亦可以泻脾。如地黄、黄柏补肾，而泽泻泻肾，固矣；而杜仲亦可以补肾，茯苓亦可以泻肾。临病用药，审势定方，得于心而应于手者，其又可以言传耶！

诸 血

人身之血，犹地中之水也。水流而不息，故能滋万物；血流而不息，故能荣百脉也。惟善调摄者，不妄作劳，则血之运于身者，无一息之停，自然肌肤润泽，筋脉和畅，何病之有？在不善调摄者，恃其壮盛，恣情酒色；而贫穷困苦之人，又不暇日惜，涉远负重，奔走于衣食，而无日夜之安息，其能不伤于血乎！伤于上部，则胸肋痛；伤于中部，则两肋、中脘痛；伤于下部，则腹痛。由是衄血、吐血、便血、尿血之病作矣。夫衄血与吐血无异，但所由之经则不同，而要之皆裹于脾也。脾能裹血，不能使血之不升，胃火上蒸则血从口出，肺火上腾则血从鼻出。因其所属之经，而由其所通之窍，故有口与鼻之异也．然亦有轻重之差焉。衄血太甚，始与吐血无异，不甚不足为虑也。至于吐血虽不甚，而实为可畏之疾。用药者，其可以混施耶！夫吐血固重于衄血矣，而就其吐血言之，则亦自有轻重。如一咯一块者，胃口血也，其所从来者近；痰中见血色如玛瑙，而成块者，亦胃口血也，其所从来者亦近。二者势若可畏，而犹能措手，法当任其自出，又必看其色不鲜者，旧血也，勿以药止之；其色鲜者，新血也，所积者必不甚多，宜以药止之。盖旧血终不归经，不任其出，反以增剧；新血终当归经，若所出者多，则损人矣，故宜以药止之。此皆可以调理而愈者也。若痰中见血，或一点之小，或一丝之细，语其势，若无可畏，而病根反深，此血非胃口之血也，乃从肺脏中来。肺为虚火所逼，血随痰出故也。其所以少者何也？盖肺脏以气为主，本多气而少血，是以出者亦少也。肺脏之血本少，而又逼而出之，则肺已枯，而无以领一身之气矣，其害不亦大乎！至于五窍出血者，势如潮涌，耳目口鼻，一齐迸流，药不及煎，针不及下，死在顷刻间，此犹血症之至极者也。而究其病之所成，莫非酒色无度，及奔走劳碌，以致五脏皆伤，是以五窍出血也。医者其可无急治之法乎！若夫肠风脏毒，大便下血，与小便出血者，其病易治，非若上焦之血也。大法未见血则宜消宜和，既见血则宜凉宜止，旧血未尽则化其血，新血未生则补其血。因其势之轻重，而为缓急之施，则无不中矣。若妇人崩漏，女子月事，则自有本科，而此不及载之。

药例

衄血甚者，先以湿纸搭囟门，其血立止。然后以藕节捣取汁，和童便服之。煎剂用炒黑山栀、炒黑蒲黄、炒黑香附、侧柏叶、茅根、地榆，同四物汤煎服。

吐血甚者，以小蓟草捣汁，和童便先服。次用犀角、地黄、玄参、阿胶、地榆之类为主治，佐以黄连、山栀、侧柏叶之类煎之，磨沉香少许，令其降下，再加藕节汁，磨上等清烟墨一二钱服之。

待其血止，然后以四物汤，加败龟板、何首乌、地榆之类煎服。

痰中见血者，于治痰药中，加止血之剂，如贝母、瓜蒌仁、茯苓、麦冬、玄参、竹茹、苏子之类以治痰，犀角、阿胶、侧柏叶、炒黑山栀之类以止血，黄芩、黄连之类以降火。调花蕊石细末四五分，徐徐服之。或用竹沥一碗，入阿胶二两，溶开，将石膏煅过一两，蛤粉一两，青黛半两，好墨一两，共为细末调和，丸如黍米大，每服一钱，苦茗送下。其效甚速。五窍出血者，先将井花水当面连喷几口，急分开头发，用草纸数层，蘸醋令透，搭在囟门，其血即止。次以当归一两煎好，磨沉香五六钱，加秋石一二钱服之。如一时无秋石，即以童便和服，则血各归经，永无事矣。然后以四物汤作剂，加五味、人参为丸。将紫河车洗尽血水，童便煮烂，捣和为丸，空朝白汤送下。可收万全之功，亦治痨瘵。

大便血者，看其色鲜者，急宜止之，如黄连、槐花、乌梅、地榆、熟地、牡蛎之类煎之；调藕节汁，空心大口咽下。送丸子二三百粒，其丸用五倍子、发灰、败龟板灰、釜底墨、牡蛎、棕灰之类，为末，将乌梅肉煮烂，捣和如泥，丸之。亦治妇人血崩。

其色紫者，任其自下，反以四物汤，加桃仁、山楂、红花、赤曲之类，合而服之，则既不损新血，而又能消瘀血。待其色淡，只用四物汤，加龟板、何首乌煎服，

小便血者，乃心经受热，遗热于小肠也。以黄连为君，石莲、麦冬、赤茯苓、赤芍药、当归、甘草梢、山栀为佐，煎之，加童便调服。

肠风脏毒，乃酒色过度之故。又有不因酒色而得者，必劳苦之人，负重涉远而不惜其身者也。用药者当因人而施之。

血有下于粪后者，为远血，从小肠经来。宜清小肠之火，而兼

以收涩，则以黄连为君，而槐花、山栀为佐，加乌梅煎服。

血有下于粪前者，为近血，从大肠经来。宜清大肠之火，而兼以收涩，则以槐花为君，而黄连、山栀为佐，加乌梅煎服。血有粪前粪后杂下者，乃从脾胃中来也。宜以煅过石膏为君，槐花、黄连、山栀、甘草为佐，加乌梅煎服。

若下血太甚者，加人参以补之，牡蛎、粟壳以涩之，升麻以升提之，此治酒色过度之血也。若奔走负重而得者，当于四物汤中，倍加当归服之，任其自下，不可骤用止血之剂。待所下若鲜红色，乃新血也，须兼补兼涩，亦不可用大涩之剂，如牡蛎、乌梅之类亦可也，而槐花、黄连二味，又岂可少哉！

痨 瘵

痨者，劳也。由妄作劳以成病也。从病从劳，故名曰痨。劳力以负重则伤血，而气亦伤，精犹未伤也；劳力以行房则伤精，而血亦伤，气能独不伤乎？如或劳力以负重，又复劳力以行房，更失于检束，而不避风寒，恃其强壮，而纵饮曲蘖，则精气与血俱伤，而真元斫削，风寒曲蘖交攻，而虚火愈炽，病根日深，已不可拔。犹不知戒，而肆情逞欲，则心、肝、肺、肾损矣。心损则精神不守，恍惚易惊；肝损则失血少睡，面白无色；肺损则声音低小，言语不续；肾损则腰膝软弱，小便短数，而虚损之症成矣。虚损者，痨瘵之始；痨瘵者，虚损之终。由劳伤而成虚损，由虚损而成痨瘵也。痨瘵之为病也，有咽干喉痒，频嗽而无痰者；有哮喘满急，气壅而不得眠者；有痰中见血，一咳而即出者；有面尝赪热，或洒淅而似寒者；有胸前如火，而两足冰冷者；有腰疼背痛，而筋骸无力者，总属于虚而已。至于梦遗鬼交、盗汗、自汗、骨蒸潮热，又孰非虚之所致耶！究而言之，梦遗鬼交，虚不暇言矣，然何以有是梦，有是鬼，而又有是精耶？盖梦者，心之神也；鬼者，肝之魂也；精者，肾之液也。心之火，君火也；肝肾之火，相火也。相从君令者也，君火一动，相火从之，而梦遗鬼交之病起矣。盗汗、自汗，虚不暇言矣。然均之为汗也，何为而有盗与自之异耶？盖盗汗者，睡去则出，醒来即收，如盗之偷窃，乘其空隙，而惟恐人知，故有盗之名焉。而求其所属之经，则由于心气之不足。汗者，心之液也。心气不足，则神不守舍，而液无所摄，故睡中汗出；而一惊觉之间，心神渐定，故汗亦收也。自汗者，无睡无醒，自然濡湿，故有自汗之名焉。较而言之，则自汗为甚，是何也？盖盗汗，本于心虚，而真元犹未尽虚也；自汗，则真元耗散，腠理皆开，肺失统气之权，不能固表，故毫窍疏豁，汗流不禁，岂不大可畏哉！若汗出膏凝而不流者，乃真元尽泄于外，而生气已绝，死期至矣。骨蒸潮热，虚不暇言矣。然何以使热之蒸于骨耶？盖骨之所属者，肾也。肾实则寒，肾虚则热，肾热则龙火太旺，煎熬真阴，真阴既竭，热无所容，流入于骨，故成骨蒸。骨蒸既久，上蒸于颧，颧热而赤，则不救矣。盖颧者，骨之本也。骨本一枯，则肾经已绝，死期至矣。又有喉哑一症，百无一生；传尸一症，九死一活；相思一症，无药可治。或平素有漏病，及下部忽生肿毒，与夫脾虚发肿泄泻者，皆不治之病也。

药例

喉痒干嗽，以滋阴降火为主。

大剂玄参为君，佐以阿胶、贝母、茯苓、黄柏、知母之类。

喘急不宁，以定喘顺气为主。

大剂苏子为君，佐以杏仁、马兜铃、贝母、瓜蒌、橘红、茯苓、黄芩、竹茹之类。

痰中见血，以清痰降火为主。

宜贝母为君，佐以天花粉、麦门冬、茯苓、苏子、阿胶、降真香、犀角、玄参、黄芩、山栀之类。若痰多于血，以痰药君之；血多于痰，以血药君之。俱以治火之药佐之，可也。

面尝赪热，少顷即减者，虚火也。

以黄柏为君，人参、茯苓、知母、连翘、麦冬之类为佐。

胸前如火，两足冰冷者，阴虚火升也。

以麦门冬为君，黄柏、知母、茯苓、人参、瓜蒌仁为佐，以生附子为末，涂两足。

洒淅似寒者，反是热症也。

以黄芩为君，人参、连翘、柴胡、黄连为佐。若无痰喘，宜加芍药。不可误以为风而用风剂。

腰疼背痛，筋骸无力者，虚甚也。

以人参为君，龟板、山药、杜仲、黄柏、牛膝为佐。如无痰，用四物汤配之。

病人虚甚，而痰嗽不止，不容不补。惟以化痰之剂，送下补药亦妙。用蒸熟人参为极细末，将鸡子清拌和，净手揉之，令其软润，却以贝母、阿胶、天花粉、茯苓、苏子、橘红、竹茹、黄芩之类，煎好澄清，将参末放舌上，徐徐送下。

虚痨惟紫河车为圣药，以人补人之意也。用头胎男子胞衣，洗净，挑去血筋，不停换水洗之，直待无一些血水乃止，入净器中，水煮，烂捣如泥，和干药丸之。其干药如人参、白术、茯苓、甘草以补气，当归、川芎、芍药、地黄以补血，天麦门冬、五味、菟丝、故纸、杜仲以补精，而又佐之以知母、黄柏以降火滋阴。此其大法也。丸如桐子大，以滑石为衣，秋石汤下百丸。或用鳝鱼血，烈日中晒干为末，或半斤，或一斤，配人参末，蜜丸如桐子大，空心淡盐汤送下百丸。或用败龟板，水浸一二日，刮去垢，晒干，镑碎为细末，蜜丸如桐子大；又用阿胶，将蛤粉炒成珠为末，蜜丸如绿豆大。空心服龟板丸，以补肾水；临晚服阿胶丸，以润肺金，俱用白滚汤下，大有奇效。龟板生用，不失本性，若炙则动火。

或用败龟板、人参，等分为末，将阿胶投竹沥中，化开丸之，空朝一服，下午饥时一服，白滚汤下百丸。

痨症喉哑无治法。盖肺为气主，为五脏之华盖，统领一身之气者也。火邪烁金，则气索而无声，是以不治。若微有声者，犹可延半年也。若死中求生，亦有一法。用大猪肺一具，割去心及四旁浮脂，将刀划破其中，入生蜜三四两在内，线扎紧，入净锅中，用生蜜三四斤，水一二斗，同煮半日。若稠厚，再加滚汤煮之。取出，温汤洗净，蘸秋石四两食之，能复肺气。又于丹田连脐，贴参附膏，可复真元。其方用人参半斤，附子半斤，为粗末，将天鹅油三斤浸半月，慢火熬至焦黑，绞出渣，再熬至滴水成珠，下上等绯丹一斤，慢熬成膏，待温，入麝香末三钱摊绯丝上贴之。美食调养，可保复生。此秘要之诀也，惟有缘者遇之。凡膏药必无用人参者，故此方必无人信。

痨症传尸无治法。盖因初起病痨之人，先为尸虫食其五脏而死。既死之后，五脏皆冷，尸虫不能居，皆从鼻中而出。以鼻乃肺之窍，痨乃肺之病，故从其窍而出也。其色多赤，乃血所化，无翼而能飞，或有不见而自能着人者，以骨肉寻骨肉，以同气觅同气，虽在千里外，其人当病，必无能脱者，可畏之甚也。

此物在虫类，则名尸虫；在鬼道则名尸鬼，出入无尝，变化莫测，不独病痨之人有之，而人人皆有者，但不犯此病，即不能为害矣。本草虽有杀尸虫之药，多不能效。惟死人身上蛆可以治之，恨人不知，虽知之，亦以为臭秽而不用，外此无治法矣。

痨症素患漏疮，与下部忽生肿毒者，永无可生之日。盖虚火纵横攻击，流毒于肠胃，而直注于上下焦故也。

又有相思痨者，神魂缥缈，背人偷泪，悲咽吞声，亦无治法。惟得遇所思之人，以遂其欲，则自愈矣。不然，有死而已。

痨症惟心肝肺肾四脏受病，而脾胃尚无恙也。脾者肺之母，脾土不衰，犹可以生肺金，故患肺金病者，尝令脾土调和，勿使损坏可也。医者不知利害，但见病人阴虚火盛，日日补阴，用当归、生地、黄柏、知母、麦冬之类，以为尝服之剂，将谓补其阴，则元气自复，理固然也。岂知此等药，性味寒凉，易滑肠胃，久服必泻，一泻则元气脱尽矣。下多且亡阴，将以补阴，而反以亡之。将见面目手足，皆发浮肿，喘息虽存，而精神已尽，不死何待乎？

痨症痰多，血虚，医者多以四物、二陈加减与之。盖谓二陈治痰，四物补血，自以为无遗法矣。岂知二陈太燥，四物太腻，合而用之，两无成功，而病反增重。况痰在上焦，血居下元，一剂之中，岂能上消其痰，下补其血哉。论治法，宜以清火顺气化痰之剂，日间徐服，而四物更合他药作丸，滚以滑石，空朝服之，庶不碍痰，而下元亦可补矣。煎剂中亦有不碍痰，而能补血者，阿胶、玄参、夏枯草、龟甲之类是也。又何首乌、头发灰二味，最能补血，但于丸药中用之，而煎剂则非所宜矣。

附：梦遗鬼交

梦属心，鬼属肝，精属肾。君火动而相火从，故有此症。治此症者，不徒涩其精，又必清心火；不徒清心火，又必补其虚。惟虚故火易动，惟火动故精易泄也。宜以煅过牡蛎、荷花须、金樱子之类以涩精，石莲、黄连、茯神、远志、麦门冬之类以清心火、安心神，人参、白术之类以补虚。作丸子，空朝服之。药中加秋石一二两，尤妙。

或用鹿角屑，炙脆为细末，将天麦门冬、地黄、人参等分，煎膏拌和为丸，如桐子大。空心盐汤下百丸，或用童便、酒下，亦可。

附：盗汗自汗

盗汗属心，自汗属肺。心神不守，故有盗汗；肺气不收，故有自汗。盗汗，以茯神、门冬为主以安心神，君以麻黄根，佐以浮麦、牡蛎；自汗，以人参、五味为主以收肺气，亦君以麻黄根，佐以浮麦、牡蛎。大忌茯苓、生姜。盖茯苓渗血，用之则亡津液；生姜开窍，用之则汗流不止，故忌之也。此惟无痰者可用此方。若有痰则去人参、五味，而麦冬亦无妨也。

或用牡蛎、粳米，等分为末，包生布中，遍身扑之，随扑随止，亦一时外治之良法也。

伤寒汗症，则用芍药、桂枝、甘草，以和其表。气虚汗出不休，则用黄芪为主。此非治痨瘵中之汗症也。

附：骨蒸潮热

骨蒸潮热，微有分别。骨蒸则无时而不热，潮热则如潮信之来，必有定期。潮热者，将成之骨蒸；骨蒸者，已成之潮热。而总归于肾虚，肾虚则热故也。宜以杜仲、黄柏、牛膝、茯苓为主治，佐以四物、人参、枸杞、五味、龟板、天麦门冬之类，蜜丸服之。亦治肾虚腰脊痛及骨肉疼，甚效，须久服乃可。

本草谓：地骨皮治有汗之骨蒸，牡丹皮治无汗之骨蒸。此特治骨蒸之初起可也。若骨蒸而至两颧之皆赤，亦难矣。医者不忍坐视，求一生于万死之中，不论有汗无汗，只用此二味，洗净，水煎成膏，晒干为末，以鹿脊髓一具，如无，用猪脊髓，煮烂，捣如泥，丸之，不拘时服。所以必用煎膏者何也？盖此二味虽有治骨蒸之功，然气味淡薄，徒加于煎剂之中服之，安能取效？必用以煎膏，则些须之膏，已抵几两之剂矣。况煎膏则性又醇和，善循经络，而更有脊髓助之，径至患处，故可奏功。然又必令病人日尝以猪脊作肴食之，亦能助药力，此秘要之法也。若人无他病，而单患久热者，以生芍、麦冬、茯苓各三四钱，煎服，甚效。已上三症，虽亦痨瘵中之一病，然非患痨瘵者，亦恒有是症，故附于后。

咳　嗽

有痰无声之谓咳，有声无痰之谓嗽，有声有痰者，名曰咳嗽。然谓无声者，非曰全无声也，咳而易出，声之不甚响也；谓无痰者，非曰果无痰也，但嗽而费力，痰之不易出也。分而言之，咳为在脾，嗽为在肺；合而言之，总归于心。是何也？盖肺主气，声之所从出也；脾主受，痰之所由藏也；心主热，火之所由生也。火克金者也，而肺之所属者金。心火未甚，则肺无伤；甚则至于干肺，肺受火邪则热而气沮，不能不发而为声，是以嗽也。火生土者也，而脾之所属者土，火不甚，则脾得所养；甚则反至于困脾。脾有流饮，又因火化，不能不变而为痰是以咳也。然则咳自为咳，嗽自为嗽，二者各自为病与？曰：非也。肺与脾，迭相为用，而又互相为害者也。使肺不受热，则化气自清，亦可以利脾，而何至于生痰？脾不受热，则游溢精气，自足以滋肺，而何至于成嗽？此肺与脾之所以迭相为用也。今肺家受热，则气已壅盛，而下流于脾，其能以不作痰乎？脾家受热，则痰随火升，而闭塞肺脘，其容以不发嗽乎？此肺与脾之所以互相为害也。由是观之，则脾肺虽分二经，而咳嗽总为一病。病之所由成，皆心火之所致也。虽然心火固能致病矣，而亦有得于外感者，或伤于风，或伤于寒，或伤于热。如此之类，种种不同，亦皆归咎于心火乎。殆不知始之者，风寒与热也，而成之者，火也。内外夹攻，病渐成焉。而不可以一端求也。然此特论夫咳嗽之由耳，而咳嗽之名非一言之所能尽。悉而数之，有火痰嗽、湿痰嗽、郁痰嗽、顽痰嗽、清痰嗽、风痰嗽、寒痰嗽、酒痰嗽、食积痰嗽，与夫干咳嗽之异焉。而诸嗽之形症，又何以别之？盖火痰嗽者，嗽必面赤，用力久而后出者是也；湿痰嗽者，喉中辘辘有声，嗽而易出者是也；郁痰嗽者，胸臆胀满，连嗽不出，喉中有喘声，夜不得眠，上饱下饥者是也；顽痰嗽者，胶住咽喉，挥咯不能出，必努力大嗽而后出少许，如脂膏之状者是也；清痰嗽者，必待嗽而后出，其痰不稠粘者是也；风痰嗽者，肺气壅盛，必顿嗽而后出，其痰浮而有沫，状如津唾而略稠者是也；寒痰嗽者，得于秋冬之交，或为冷雨所淋，或为冷风所侵，或露卧星月，或寒天入水所致，其嗽必哮喘，或肩背觉寒，得热汤饮之即缓者是也；酒痰嗽者，得之醉后，感冒风热，腹中有酒积，饮浊酒即发者是也；食积痰嗽者，每食后即嗽，胸膈不宽，其痰稠黏，觉有甜意者是也；干咳嗽者，平素阴血不足，虚火有余，喉中尝痒，痒即频嗽，有声而无痰者是也。又有嗽而两胁痛者，名曰肝咳；有嗽而腰轻痛者，名曰肾咳；有嗽而中脘作疼者，名曰脾咳；有嗽而鼻流清涕者，名曰肺咳；嗽而口苦舌干者，名曰心咳。又有嗽而遗溺者，气虚也；有嗽而五心烦热者，血虚也。医者审而治之，无不中矣。

药例

火痰嗽者，不宜用半夏、南星，以其太燥也。惟以贝母、知母、瓜蒌、竹茹之类以化痰，黄连、黄芩、山栀之类以降火，苏子、橘红、茯苓之类以顺气。

湿痰嗽者，不宜用玄参、阿胶、知母，以其滋润也。惟以苍术、防风之类以燥湿，半夏、南星、姜汁、竹沥之类以去痰，枳壳、橘红之类以顺气，黄芩、山栀之类以降火。

郁痰嗽者，不宜用五味、麦冬，以其补肺也。惟以枳壳、桔梗、便浸香附之类以开郁，贝母、瓜蒌、半夏之类以治痰，苏子、杏仁之类以定喘，茯苓、黄芩、山栀之类以降火。

顽痰嗽者，不宜用煎剂，宜以散子消磨之，如青黛、蛤粉、海浮石、风化硝、明矾、瓜蒌、礞石之类，为极细末，以姜汁、竹沥和服，以其胶固不开，非轻剂所能愈也。

清痰嗽者，宜用缓药以治之，如贝母、天花粉、茯苓、黄芩、竹茹、橘红、苏子之类。

风痰嗽者，宜用轻浮之剂以治之，如薄荷、紫苏梗叶、桑皮、防风、半夏、黄芩、枳壳之类，少加麻黄、甘草。

寒痰嗽者，宜服芦吸散，如肉桂、雄黄、鹅管石、款冬花、甘草等分，为极细末，用芦管挑药，轻轻含之，吸入喉内，徐徐以清茶过口。或以此药蜜丸，如鸡豆大，噙化亦妙。若热嗽，去肉桂，用井泉石。若用煎剂，宜半夏、南星、陈皮、茯苓、款冬花、生姜、炙甘草之类。

酒痰嗽者，宜山栀、黄芩、黄连以治火，贝母、瓜蒌、半夏曲之类以治痰，蛤粉、绿豆粉、天花粉之类以消酒，紫苏梗叶、陈皮之类以顺气。

食积痰嗽者，宜以枳实、莱菔子、神曲、麦芽、山楂之类以消食，陈皮、木香、砂仁之类以顺气，半夏、南星之类以消痰，石膏、黄连之类以降火，加生姜、竹茹。

干咳嗽者，宜以知母、玄参、阿胶、贝母、麦门冬之类为主治，佐以黄柏、茯苓、天花粉、山栀、甘草之类，加灯心、竹茹，服之甚效。

诸嗽皆宜用桔梗，乃肺经本药，故不可不用，但不可多用耳。以其为舟楫之剂，上而不下，不用则不能引诸药至肺部；多用则又承载诸药，而不能行，反能作饱，故不可多用。若治喉痛，与玄参、甘草同用；若开郁，与枳壳、香附、抚芎、苍术、贝母同用；若作吐药，只与甘草等分，为一大剂，服之自卷痰而出矣。久嗽不愈，用麦冬为君，贝母、知母、茯苓、竹茹、黄芩、苏子之类为佐，少加五味、甘草、灯心服之。

华盖散，茯苓桑橘甘苏子，麻杏同煎大有功。

附：痰症

痰之为病甚多，不独咳嗽有痰，方为痰症也。如胸膈迷闷，咽喉不清，肩背作疼，遍身微痛；或颈项支节之间，皮肤之内，无故肿起，大小不等，而无红赤之色，按之如核，不甚痛苦；或手足上下，半边身体，麻木不仁；或头眩眼花，卒然昏愦，角弓反张，四肢不动；或步履如踏灰上；或眼前如见白云；或睡中昏迷尝魇；或饭后倦怠欲眠；或胁下如汤沸响；或心头嘈杂似饿；或恶心欲呕；或吞酸吐酸，如此之类，难以枚举，莫非痰之所为也。岂特咳嗽见痰，方为痰哉？夫人未有无痰者，但痰中亦有养胃，不见其为害耳。

礞石滚痰丸，治痰之圣药，诸痰皆可服之。

青礞石一两，打碎如豆大，同焰硝一两拌和，入罐内，大火煅之，以硝尽为度，倾出碾细。入滚汤，漂三四次，漂去硝气，再碾细，听用。又将川大黄半斤、片黄芩半斤切片，同姜汁、竹沥各一碗，浸一宿，连汁晒干，放甑桶内，蒸半日，取出晒极干为细末。上等角沉香五钱，亦为极细末，同一处，再研和以姜汁、竹沥和白蜜炼熟，丸如绿豆大，收贮磁器中，以黄蜡塞口。每服三十丸，一日一服。痰多者一日二服，随其痰之上下，以时之饥饱服之。小儿只可十丸，老人只可十五丸，或二十丸。量人之大小及所禀之厚薄用之。

若痰盛作饱，欲使痰从大便出，即与此方。礞石再加一两，沉香再加半两，其大黄、黄芩不用蒸熟，以生蜜丸如桐子大。临卧用白滚汤下五十丸，再不许开口说话，睡至天明，其痰即下矣。

四制半夏丸，亦治痰之圣药，不拘男人、妇人、老人、小儿皆用之，可以尝服，不动脾胃，不伐元气，不损阴血，勿以为尝药也。

大半夏，先泡去皮脐，洗去滑水，净秤一斤，入净锅内，水二斗，生姜捣碎半斤，同煮半日，取一个，切开看之，中心透明，无白色，方止。取起，冷水洗净，晒干切片，分作四分。一分用明矾二两煎汤浸之；一分用牙皂一两煎汤浸之；一分用竹沥半碗浸之；一分用童便一碗，加盐一两浸之，各浸七日，连汁晒干为细末，听用。加木香末二两，沉香末一两，同一处再研和，将枳实半斤，水煎浓汁，加蜜丸如绿豆大。大人服百丸，小儿五十丸，肥人二百丸，白滚汤下。

痰症已于咳嗽条中备陈之矣。但人见痰则为有痰，未见痰则为无痰，而不知无形之痰能作多端之疾，非因咳嗽而始有痰也。故复附于此，而不自以为赘。

眼　疾

人之有目，犹天之有日月也。日月有明，临照万方，若烟雾障天，则明者暗矣；两目有神，旁烛万物，若风火发越，则神斯眊矣。善调摄者，安养天和，使气血尝运，何至有目痛之患乎？惟夫七情内攻，六气外感，加以酒色过度，当风眺望；或冒热奔走，宿水洗面，不知自惜，是以成病于目也。分而言之，眼皮上下，皆属于脾，皮红湿烂，脾火上蒸也；两眦左右，皆属于心，眦肉绽红，心火上炎也；四围白处，皆属于肺，白有红筋，肺火上腾也；瞳外之轮，皆属于肝，两轮肿痛，肝火上冲也；轮内之瞳，皆属于肾，两瞳昏痛，肾火上升也。总而言之，皆以肝为主，肝为相火，相火一动，诸经之火从之，而痛斯作矣。然又有视瞻多泪，痒不可忍者，风也。风动肝火，吹嘘鼓舞，故连眨不止。其所以多泪者，泪者肝之液，风行则水流故也；其所以痒不可忍者，纯于风而无火，但痒而不痛也。又有瞳子散大而无光者，肾虚也。肾水不足，无以滋养肝木，肝木无力，不能收敛英华，故散大而无光也。又有视物昏花者，气虚也；干枯少润者，血虚也；羞明喜暗者，虚极也；眩运不定者，风痰壅也；眼眶胀痛者，肝气盛也。医者审而治之，有火则泻火，有风则散风，气虚则补气，血虚则补血，虚极则补虚，风痰壅则定风去痰，肝气盛则抑肝顺气。而凡是目疾，又皆以养血为要，此其大法也。

药例

眼皮红烂，以泻脾火为主。君以煅过石膏，佐以蒸熟大黄、黄连、白芷、升麻、连翘、生甘草，与四物汤同煎。

两眦肉绽红，以泻心火为主。君以黄连，佐以石莲、赤茯苓、连翘、生甘草、升麻、麦冬、灯心，与四物汤同煎。

白上有红筋，以泻肺火为主。君以黄芩，佐以山栀、连翘、黄连、升麻、薄荷、甘菊、生甘草，与四物汤同煎。两轮肿痛，以泻肝火为主。君以黄连、草龙胆，佐以柴胡、青皮、草决明、生甘草、连翘、升麻，与四物汤同煎。

瞳子昏黑作痛者，以泻肾火为主。君以泽泻、黄柏，佐以黄连、连翘、升麻、生甘草，与四物汤同煎。

连眨多泪作痒者，以疏风为主。君以防风、荆芥，佐以薄荷、紫苏、黄连、升麻、生甘草，与四物汤同煎。

瞳子散大无光者，以补虚收敛为主。君以五味，佐以黄柏、天麦门冬，与四物汤同煎。

视物昏花，以补气为主。君以四君，佐以四物，加升麻、黄芪、木贼、甘菊之类。

干枯少润，以补血为主。君以四物，佐以天麦门冬、黄连、连翘、升麻、生甘草、人参、黄柏之类。

羞明喜暗，以大补为主。君以八物，佐以黄柏、知母、连翘、黄芪、大枣之类。

眼眶胀痛，以抑肝顺气为主。君以黄连，佐以青皮、柴胡、草决明、草龙胆、生甘草，与四物同煎。

头眩不定，以定风去痰为主。君以天麻、半夏，佐以黄芩、柴胡、黄连、升麻、甘草，与四物同煎。

统治一切眼疾，以四物汤为主，加柴胡、升麻以引经，防风、荆芥以散风，黄连、连翘、生甘草以泻火，草决明、青皮、草龙胆以抑肝，枳壳、苏梗以顺气，密蒙花、木贼以去翳，甘菊、薄荷以清头目，任意加减用之。

膏子药，点诸般眼痛。以黄连不拘几斤，洗极净，用雪水或黄梅雨水，煎极浓，去渣，澄清，熬成膏子，加熟蜜，人乳羊胆汁，调和，晒微干，捏作饼子，用新井水磨点。

散子药，点诸般眼痛。以风化硝、白硼砂、朱砂、冰片、水晶、珍珠、琥珀等分。为极细末，和人乳汁点之。

风化硝，必冬瓜上生者为妙。用秋后冬瓜一枚，切去盖，刮去瓤，将朴硝实其中，仍以盖盖之，用竹钉钉住，将稀爽细绳络袋之，挂当风处月余，其皮上自然生出枪硝，以鹅翎刷下，入药，必以此为君方，妙。

丸子药，治一切目疾。以当归为君，川芎、芍药、生地为佐，加黄连、升麻共为细末，入生羊肝，同捣极和，又晒干为末，将羊胆汁，与蜜同炼。丸如桐子大者，空心服一半；如绿豆大者，午后服。若有痰，姜汤下；有风，紫苏汤下；气不顺，青皮汤下；有翳，木贼汤下；眩运，天麻汤下；心膈热，灯心汤下。忌萝卜、油面及克气克血之物。大抵眼科中，用四物汤，取其入于血分，以养肝也。而四物之中，又必多用当归乃为得法，医者宜知之。

喉 痹

喉者，一身之关隘也。闭而不通，则道路阻绝，饮食难下，死生系焉。使不早治，则不救矣。而喉痹之症，惟缠风尤急，乳蛾次之。若左右皆乳蛾，是亦缠风也。缠风云者，喉中皆缠紧，微有一线之通；乳蛾云者，肿处如蛾形，犹有可通之路。要其致病之由，皆由平日感受风热，积之既久，留于上焦，一时未发，乘机而动。或醉后而重醉，劳后而复劳，动其相火，相火一炽，而平日所积之风热，一齐而起。痰血腾涌，如潮之至，结于咽喉，外不得吐，内不得下，为肿为痛，苦楚呻吟，饥不得食，渴不得饮，煎剂卒难奏功，丸散安能施效，病势已迫，将立而视其死与。必须用刀针以决之，庶可泄其毒而救其势，然后治之以药，乃可愈耳。

药例

喉症口噤不开，刀针无自而入，宜寻经络刺之，惟刺少商穴，在大指甲内边，去甲如韭菜许者是也。不分男女左右，两手皆刺血出，即宽。盖此穴乃手太阴肺经之穴，直通咽喉故也。其针用三角柳叶扁薄者，非针灸之针也。

若患人畏刀针者，急分开两边头发，但捽住顶发一把，尽力拔之，其喉即宽，亦要法也。

喉闭不通，以巴豆烟通之。其法用粗纸数重，一头以巴豆肉末摊于上，一头不用巴豆，紧紧卷作一炬，长可二寸余，将有巴豆一头点火，随吹令灭，其无巴豆一头，令病人含在口内，使一人对火，轻轻吹之，令烟透喉中，立破脓血，而即宽矣。略宽烟透，即取去，不然令人作泻。

缠喉风、双乳蛾，绝妙立验方。用榆树上出过截毛窠一个，剪病人指甲脚爪。如左边乳蛾，剪其左手左脚甲；右边乳蛾，剪其右边手甲足甲；若双乳蛾，左右皆剪。用食盐少许，同入窠内，煅过为末，吹入患处，以手指拍其后项。视其所患，在左拍左，在右拍右，两边皆患，两边皆拍，即时破溃，痰血并出。

或用蜘蛛一枚，放在小销银罐底，以明矾填入，煅过为末，吹在患处，立宽。以蜘蛛能截能擒也，若有五色遍身者尤妙。

喉症轻者不必用刀针，亦不必用前药，但用白硼砂、灯草灰、风化硝、黄柏、青黛、冰片为细末，以芦管吹入，至妙。兼治口疮。灯草最难烧，一烧即过，安能得灰？必紧紧扎作一把，令其坚实塞入罐内，固济，煅之，罐红为度，待冷取出，方有存性黑灰也。

或用青鱼胆一枚，以胆矾入其中，线扎其口，悬于当风处，阴干为末，遇患者以鸡羽蘸药点喉中，即大吐痰血而宽。喉症煎剂，以玄参为君，桔梗、甘草、黄芩、黄连、连翘、薄荷、山豆根之类为佐，加灯心一大把，煎服之。有痰加竹沥，有血加韭汁，而半夏、生姜之类，绝不可用也。

齿　痛

齿与牙，同类而异名。齿者，内床也；牙者，外板也。内床能嚼，而外板无为。能嚼则恒劳，而无为则恒逸，恒劳则易伤，而恒逸则无恙，故痛多在内床，而罕及于外板也。味之辛酸，气之厚薄，质之坚脆，性之冷暖，一咀嚼间。而饮食之毒流渗于齿缝，其有余物些少，偶轧其中，未能即脱者，又于当风处剔之，甚至有剔伤出血者，几何而不为致病之阶也？

故齿痛之病，风痛居多。风入于内，即时胀肿，痛连颊腮，咀嚼难合，此人之所最苦者也。而风痛之外，又有火与虫之属焉。风从外得，火自内生，而虫又火之所化也。何以言之？盖齿者，骨之苗，肾之余也。而齿根之肉，当缝之深处，则属于足阳明胃之经。今之患齿痛者，岂真齿之痛耶？齿之坚，尤甚于骨，非血非筋，乃物之至顽而木者，何痛之有？痛之所在，则在于齿根之肉，当缝之深处也。以阳明有火，热蒸于胃，胃家受热，上通于齿，故其痛也。

必臭秽难近，根肉深赤，齿缝流血，而味似咸，名为牙宣，而多糜烂。此得之于胃火而成者也。其或痒或痛，或大痛难忍之际，又忽然痛止，而如无恙者，非属于风，非属于火，其虫之为蠹乎，然是虫也，又何从而生之？必有些须食物，留于齿根，为火煅炼，藉血气而成也。啮其齿则齿碎，啮其肉则肉疼，其或不啮而微动，则肉痒，此虫痛之所以异于风与火也。或有不痛而焦枯脱落者，非胃热也，乃肾气衰弱，不能固其根也。是以老人之齿多疏豁，而少壮者则无恙焉。观于此，则可以施治矣。又云：上龈属足阳明胃，嚼而不动；下龈属手阳明大肠，动而不休。

药例

风入齿缝，胀肿作疼，宜以防风为君，猪牙皂角、荆芥、升麻、白芷、薄荷、甘草为佐，挟热加黄芩、黄连煎服。又用青盐煅过，淬竹沥中，取起炙干，又淬又炙，每青盐一两，收尽竹沥一杯，为度，碾为末，擦痛处，血水出即止。

或用牙皂一钱，冰片二分，麝香一分，点入齿缝，其痛立止。

胃火上升，臭郁作痛，齿根红紫，宜以煅过石膏为君，白芷、升麻、竹茹、黄芩、黄连、酒蒸大黄、甘草为佐，夹风加防风、荆芥、薄荷、牙皂煎服，或加竹茹一团，细茶一撮。

又用朴硝提净，煅过二两，白芷、细辛各二钱，黄柏三钱，为末，早上洗面时擦之。

或用煅过朴硝、钟乳石等分，少加冰片、麝香为末，揩入痛处立止。

虫牙作疼，以雄黄、蟾酥、花椒、麝香，等分为末，以枣肉捣成膏拌药，丸如黍米大。塞一粒于痛处，其虫皆化为水而出。

齿缝中出血不止，以竹茹四两，醋浸一宿，少少含之，不过三度，其血自止。

或用蒲黄烧灰，用飞盐擦之。或用白矾煎汤，含嗽立止。

牙疼不可忍，欲取落不必用手，惟以草乌、荜茇各半两，川椒、细辛各一两，为末。每用少许，揩在患处内外，不过三四次自落。

齿根摇动欲落，用生地黄、当归等分，同煎浓汁，嗽之，其齿自牢。

又用黑铅熔开，以新柳芽投入，炒之，皆成灰，待冷，筛去活铅，研细，朝朝擦之，最能固齿。

一切牙疼，以蛤蟆草如芥菜者，捣取汁，和好醋含嗽，其疼立止。

或用蓖麻子五六枚，麝香少许，蒜须少许，烧枣少许，和捣，丸如枣核大，绵裹塞耳内。

或用石膏、白芷、黄芩、竹茹、细茶、升麻各二钱，煎服，立效。

附：口舌

口舌生疮，咽喉肿痛，用提净朴硝半斤，听用。先将蒲黄五两，薄荷一斤，水五升，拌匀，浸一昼夜，入锅内，加水五斗，煎至一斗，以布绞去渣，澄清，又入锅内，慢火熬成膏，取出放大碗内，将硝投膏中，重汤煮化，取起，露星月下，凝结成冰，微干，入青黛二两，共为末，以绢囊盛之，悬当风处，愈久愈佳。每用一钱研细，掺痛处，良久，吐出痰涎，如喉痛，吹一字于患处，立效。兼治热痰、吐血、火丹等症。

口疮舌烂，以细辛、黄连，等分为末，先以布巾揩净患处，将生姜切极薄片，蘸药末，两边于口内噙之，咽汁不妨，尝噙一片。

又方，将附子为末，醋调，男左女右，贴脚心亦妙。

凡口舌病，虽皆属火，然不可纯用寒药，必兼辛散，乃能奏功。

疮 疡

经曰：诸痛痒疮，皆属心火。则疮疡之疾，非外得也。而昔人列之为外科者，以形症在外，非若内症之无形可见也。然外之所成，皆内之所发，未有不由脏腑而出者，其可视以为外病，而忽之乎！疮疡之中，痈疽为甚，而大疔之毒，尤甚于痈疽。故治大疔者，十活其一二；治疽者，十活其五六；治痈者，十活其八九。惟毒有浅深，故治有难易耳。然果何以辨其痈疽与大疔也哉？亦视其肿之高下，地之广狭，脉之浮沉而已。盖痈者，壅之义也。气血为毒所壅瘀而不行，故发而为痈也。其初发之时，必洒淅恶寒，而身微热，多生于背与项。在背之上部，或左或右，为上搭手；在背之下部，或左或右，为下搭手。以其手之可搭处，故俗以名焉。其在背之中心，当肺俞之处者，谓之正发背；生于颈上者，谓之对口痈。比之上下搭手，为尤毒也。凡痈皆焮然而肿高，其势高大，其根不甚深。乃六腑所发，从乎阳也。疽者，阻之义也。气血为毒所阻，滞而不行，故发而为疽也。其初发之时，亦洒淅恶寒，先觉麻痒，如瘄之状，按之内实，手推不能动，亦多发于背腰肩髃之间，及小腹胸旁。其发于股足间者，名附骨疽焉。凡疽肿不甚高，势不易大，而其根反深，惟发于背心，及腿足者，为最重。乃五脏所发，从乎阴也。疔者，钉之似也，犹钉之在木，拔之不能出，摇之不能动，其根至深，其毒至重，其头至硬。其初发之时，反不知痛痒，但觉麻木，外虽如麻，而里则如瓜，及其势盛，则痛苦异常，应心入胆而不可忍。乃五脏六腑之火，煅炼已久，并合于一处而生者也，多见于面部骨节之间。而究其毒之所从来，多由于饮食服饵之中。经曰：膏粱之变，足生大疔。凡肥甘厚味，炙煿煎熬之物，最能助火。嗜味之人，恣供口腹，而又醉之以酒，劳之以色，脾土于是乎燥烈，肾水于是乎枯竭。积之既久，流于五脏，布于六腑，火郁而不散，乘其气血所虚之处而发之。根抵于内，而烦炽于外，其毒尤甚于鸩鸟，试割其肉以饲鸡犬，立见其毙，此大疔之所以多死也。若大似疔而非疔者，则但以肿毒治之，而无大害矣。然三者之脉，何以辨之？盖浮而数者，毒气在表，故知其为痈；沉而数者，毒气在里，故知其为疽；若沉而又沉，数而弦急者，必疔也。此皆有形之可见，而治之难易，犹可因其症而施之。至于肠痈、腹痈、肺痈之类，皆为内痈，其状与癥瘕痞癖无异者。苟或以为内科之症，而进以削坚破结之剂，如三棱、蓬术、阿胶之类，所治非其所患，几何而不殒人之命也。然必何如而可以知其为内痈耶？盖内痈之症，体肤甲错，而紧急如板，按之有块，而根则坚牢，外无红肿之色，内多疼痛之苦，身虽无热，而脉气反数。经曰：脉数身无热，内有痈也。若夫癥瘕痞癖，则岂有此等之症与脉哉！此特论内痈之大略耳。而肺痈、腹痈、肠痈之状，又何如耶？盖肺为五脏之华盖，其位最高，而痈生于肺，则上膈满闷，口吐脓血，腥秽之气，不可近人。其始得于肺痿不治，故结而为痈也。腹居中宫，脾胃之位也。而痈生于腹，则中脘并结，腾腾而痛，饮食减于平时，恶心生于饮后，小便短涩，时觉恶寒者是也。至于肠痈，虽在于腹，而实系于肠。其为病也，盘肠绞痛，内气交攻，而不能通畅。生于小肠，则小便不利，或反渗于大肠，以作泻；生于大肠，则大便闭塞而粪或从小肠出。其出也，痛楚非常，欲死不死，欲生不生，故患此痈者多死。诊其脉则弦数而芤，见于寸口，则谓之肺痈；见于关部，则谓之肠痈、腹痈，

《脉经》曰：寸芤积血在胸中，关内逢之肠里痈。此之谓也。观此，则可以辨三者之痈也。大法疮疡之在外者，初发无如一灸，艾烟一透，其毒立散。若延至六七日，则不可灸矣。毒之浅者点之，毒之深者决之，毒之尤深而针刀所不及者，则烙之。未成脓，则用化毒之剂；既成脓，则用托里之药；脓既溃，则一于补而已矣。若夫痈之在内者，艾烟不能入，刀针不能加，则惟以化毒等药，令其脓于大便中出，亦庶乎其可生也。此皆难治之症，故历言之，其余之毒，吾亦何暇于遍论耶！

药例

背上痈疽，属太阳经。未成脓之始，宜解毒发散，以羌活为君，防风、紫苏、独活、金银花、当归、川芎、连翘、僵蚕、蝉壳、皂角刺、穿山甲、白芷、甘草为佐，加葱头煎服，送下蜡矾丸四五十粒。既成脓之时，宜护心托里，以羌活为君，黄芪、甘草、金银花、连翘、白芷、当归、川芎之类为佐，少加官桂煎服，送下蜡矾丸百粒。凡疮疡皆火也，而反用官桂者，何也？盖气血得寒则敛，得热则行，故以为血导，使毒气自内发外，不停蓄于中也。此特其总方耳。然在上在中在下，皆各有引药，如上搭手，则加升麻；下搭手，则加酒炒黄柏；其对心者，则加大剂麦门冬以护心；当肺俞之处者，则加桔梗、玄参。要当以意参之。

痈疽已溃，以大补气血为主，黄芪、当归二味，为气血之君，佐以人参、茯苓、甘草、川芎、芍药、地黄为佐，加糯米一撮，大枣十枚，煎服，送下长肉丸。凡疮疡补剂，禁用白术。白术虽补，大能作脓，故不用也，惟痘科不禁。

蜡矾丸，黄蜡十两，熔化，入飞过明矾末五两，搅和，投水中，丸如绿豆大。每服百丸，大能护心，使毒气不入，即以煎药送下。

长肉丸，黄蜡一斤，熔化，入乳香、没药、血竭末各二两，象牙末四两，搅和，投水中，丸如绿豆大。每服百丸，一日二服，即以煎药送下。

头痛近喉，毒气略入，即为不救，尤其可畏之甚者。必半决之，方能救疗。以羌活为君，升麻、玄参、桔梗、白芷、天花粉、瓜蒌仁、黄芩、金银花、连翘、甘草、皂角刺之类为佐。疮疡溃后，方可施补，而亦不宜用峻补之剂，以其近于喉，恐生痰闭塞也。

痈疽围药，必露其头，而四围红肿之外，无不涂之，使毒只从头上出。宜以人中黄为君，大黄、五倍子、小粉灰、白及、白蔹、黄柏、寒水石、麝香为佐，共为细末，好醋调敷。痛甚者，以人中黄白、益母草等分为末，将蓖麻子肉数粒捣烂，加生蜜或鸡子清，调敷，其痛立止，诸肿毒，初生于下部者，可一下而愈。以瓜蒌半个、连皮捣碎，槐花三钱，大黄三钱，煎服，得快利，其肿立消。此方治横痃及乳疮最妙。乳疮加橘叶，横痃加黄柏，分饥饱服之。

附骨疽，在富贵者，多是厚味炙煿及酒后行房，流毒于阴经所致。其在劳苦之人，必尝乘酒入水，血瘀于骨节之间故耳。若未成脓宜大剂牛膝、黄柏为君，佐以当归梢、川芎、赤芍药、生地、独活、皂角刺、白芷、金银花之类，加官桂、附子为向导，水酒煎服。已成脓者，宜烙之，既烙之后，而加以调补，可也。

或用当归半两，甘草一两，山栀十二个，木鳖子一个，为细末。每服五钱，酒调服。

疔疮之毒至深，必拔其疔根，而后可生。用蜈螂一个，去翅足，同硇砂五分，白砒三分，共捣为丸，如小绿豆大。先以三棱针刺疮，约深几许，将此丸纳入，以颒簪捺下，须臾大痛，皆变作黄水而出。然后以野菊花，捣汁一盏，和酒服之，一日连进三服，尽醉为度。

再以一味人中黄为丸，日日好酒送下。

诸毒疮无名者，急以干桑叶、粉草、瓜蒌、当归、榆树根皮各半两，生姜七片，葱一把，酒煎一碗，热服。仍饮酒大醉，睡觉即安。

代针膏，治恶疮，不用刀针，一点即破。疮大者以笔蘸膏，画为十字，其疮自迸开，又于红肉上略画之，即溃出脓矣。用礛卤二碗，入硇砂五钱，煎至一碗，入天明子石灰一块，待化口。再熬至干，入白砒末三钱，银油末三钱，仍入好口研和，收贮器中。

瘰疬，肿硬疼痛久不瘥，用猪蹄骨一具，酥炙黄为末。昆布、海藻，酒洗去盐水，晒干，各一两半。连翘、黄芩、金银花、穿山甲、皂角、枳壳、香附各一两，用醋煮干，为细末。将玄参煎膏为丸，如桐子大。每服七八十丸，一日三服，以姜汁三匙，调入，好酒下，能收全功。

或用丁香五十粒，斑蝥十个，麝香一钱，为末。以盐豉五十粒，汤浸，研烂如泥，和前药，丸如绿豆大。每服五六丸，食前汤酒送下，日进三服。至五七日外，觉小便淋沥，是药之功也。便下如青筋膜之状，是病之根也。忌湿面毒物。又方，昆布、海藻、当归、连翘、干葛、石膏、夏枯草，煎服。

肺痈喘急，坐卧不安，以桑白皮剉烧，甜葶苈隔纸烧，各一两，为粗末。每服五钱，水二盏，煎七分，温服，以利为度。或用桔梗一两，甘草半两。每服七钱，水二盏，煎一盏，顿服。须臾吐出脓血为效。

或用一味五倍为末，稀糊为丸，如米大，白滚汤下一二钱。如欲吐恶心，略嚼生姜，即止。此药能长肺肉，去肺脓，亦治肺痿。调理方，用天花粉一两，桔梗三钱，枳壳二钱，黄芩二钱半，甘草一钱，金银花一团，桑白皮三钱。水煎，徐徐服。

腹痛、肠痛，以出过蚕蛾茧子，烧灰，每灰多少，配大黄多少，穿山甲、牙皂多少。共为末，酒调下三钱。脓血皆从大便出。其未成脓者服之，其毒化为黄水泻下。兼治痰饮停饮、肚腹膨胀。

或用牛皮胶投酒中，煎浓汁，送下太乙膏丸百粒，一日二服，其脓皆从大便而下。

太乙膏方，玄参、白芷、当归、赤芍药、肉桂、大黄、生地各一两，为粗末，用麻油二斤，浸十日，入铜锅中，煎至焦黑去渣，再熬，滴水不化为度，入黄丹一斤，再炼成膏，收贮器中。此药可贴可服。兼治妇人月水不通。

灸肠痈法，以小艾丸，灸两肘尖䏶骨上，十四壮，脓从大便出。以此法灸痈疽初起，能令自消。

广疮，十贴收功。每贴冷饭团三两切片，水四碗，煎二碗，去渣，入羌活、独活、白芷、连翘、苦参、黄连、穿山甲、当归、川芎、甘草、苍术、防风、荆芥、蝉蜕各二钱。煎至一碗，去渣，入广胶三钱，煎一盏，和好酒服之。外用轻粉为君，朱砂、雄黄、炉甘石为佐，为细末，将黄蜡熔开，投前药，搅和作膏药，贴之。如膏药太硬，加樟脑少许，自稠。若不用黄蜡为膏，单用前药，加冰片敷之。

兼治下疳甚效。

膀上内、外，大小湿疮，用水飞黄丹、血竭、寒水石各一两。为细末，将黄蜡六两，猪脂三两，慢火熔开，入药调匀，倾水中，依疮大小，捏作膏药。先将花椒、葱白，煎汤洗净拭干，贴上，以油纸蒙之，轻轻扎住，贴一日，再洗净，翻转贴之，两日换一膏，半月即愈。或用黄柏、黄连各五钱，好醋一碗，煎至半碗，去渣，入冬青叶五六十片，重重浸之，慢火煮至干，撩起停一夜。每一叶，略糁轻粉、血竭末一些，贴之至妙。

或用烟膏一两，飞矾二钱，寒水石煅过三钱，黄柏醋煮三钱，为细末，香油厚调，涂疮一分厚，以油纸蒙之，轻轻扎定。痛勿按，痒勿搔，直待其干，不觉痛痒，轻去其痂，已全好矣。

天泡疮，小儿尝生之。疮势一盛，多有至死者。用香炉盖上烟脂三钱，黄连二钱，青黛二钱，冰片二分，为细末，鸡子清调，或猪胆汁调敷，甚妙。

脓泡、疥疮，用烟膏一两，硫黄、焰硝，各二钱，飞矾四钱，猪牙皂角二钱，共为细末。猪脂同研如泥。先以葱、姜、花椒汤洗浴，然后敷药，三四日即愈。

或用黄丹、雄黄、飞矾、大风子、牙皂、轻粉、蛇床子、露蜂房、蛇蜕、花椒，等分，少加白砒、麝香。研细末，柏油为丸，遍身滚之。

上部癣疮，沿及头面，痒不可忍者，杜大黄根、生葱等分，捣极碎；生地、红花亦等分，以醋浸烂捣如泥；加枯矾，又同一处捣和，以生布包之，擦患处。先以穿山甲刮碎，擦之，待干，再刮，再擦，三四日即光，不再发，累验。

遍身顽癣，用斑蝥去翅足二钱，川槿皮五钱，飞矾三钱，大风子二钱，轻粉二钱，白砒五分。为细末，醋调敷之。而癣之初发者，不必用此重剂也，宜以陈醋一碗，入川槿皮一两，牙皂半两，大风子三钱，煎至半碗，去渣，澄清，入明矾、皮硝各五钱，又煎至一酒盏，和以秃菜根自然汁、生姜自然汁各一酒盏。先以穿山甲略刮微破，将笔蘸涂之，不几日即愈。阴囊湿烂，黄水如流，或痒或痛者，名湿阴疮，用细茶为末，加冰片少许，再研极细，掺上即愈。

阴囊烂破，两核突出，痛苦万倍，先用桑皮线一条，将旱莲草汁浸一宿，晒干揉软，以手轻轻纳进两核，捽住囊皮缝之。用血竭、龙骨、象牙屑，共为末，以桑树汁调之，浓涂缝处。

内服之剂，用黄芪为君，人参、白术、黄柏、橘核、泽泻、金银花、独活、白芷、连翘、甘草为佐，煎之。即以此药，空心送下蜡矾丸百粒，半月可愈，一切恶疮，死肉不消，成紫黑色，突出高起，臭秽不可近，以乌梅肉，烧灰为末，掺上立消。

或用白矾二两，黄丹一两，硇砂三钱，为末。锅内同炒干，为细末，掺于膏药上，贴之。或用巴豆霜一钱，五灵脂半两，阿魏、黄丹各二钱，飞矾一钱，为细末，以糊为锭子，入疮内，其肉生消。

卷 四

妇 人

乾道成男，而坤道成女，故男为阳而女为阴也。气属乎阳，而血属乎阴，故男多气而女多血也。阳轻清而阴重浊，故气无形而血有形也。气惟无形，故充满于中而不露；血惟有形，故流溢于外而可见出。然是血也，以其初而言，即先天真一之水也。女子十四而天癸至，则源泉之通，自此而始。若往来有信，如潮汐之不愆其期，然后血脉调和，而病无由生。一失其期，便能作疾，而生育之机，亦因以窒矣。故治女病者，以调经为先，而善调经者，以顺气为主，顺气则经自调，经调则血尝足，是以月事既止，新血即生，一交媾之间，而胚胎即结。血少精多，则精裹血而成男；血多精少，则血裹精而成女。欲得子者，于月事初止之后三日，新血始生，而气犹清，交感而成胎者，必男也。三日之外，新血渐多，而气已浊，交感而成胎者，必女也。其有交感于三日之内，而亦生女者，必其平素血气太盛，而其来不清故也。其有交感于三日之外，而亦生男者，必其平素血气不盛，而其来不浊故也。其有血气未尝不足，而月事又调，宜乎成胎也。而久不生育者，何哉？是必男子精气不稠，或精寒不相交结故也，而非女子之病也。其男子精气素充，而又无子者，是必女子子宫之寒，不能摄精故也，而非男子之病也。然果何以知子宫之寒哉？盖女子尺脉尝盛，若沉细而迟，如无所动，则子宫之寒可知矣。其有子宫不寒，而亦无子者，必其血不足，或痰有余故也。然果何以知其血之不足，痰之有余哉？亦视其形之肥瘦而已矣。盖瘦人多血虚，血虚则不能凝精；肥人多湿痰，湿痰流注于下焦，则痰与血混淆，而化气不清，故亦不能凝精也。其有瘦人肥人，而亦未尝无子者，何也？盖瘦人多血虚，道其尝也，若月事既调，而无内热之症，则血尝滋润而不枯，是以能生育也；肥人多湿痰，亦道其尝也，然或肌肉不甚浮，面色不甚白，饮食无厚味，则湿痰亦少，而气血犹清，是以能生育也。由是观之，则女子之血，实所以宰生生化化之机也。方其未成胎也，则此血周流不息，以期而至；及其已成胎也，则此血荣养于内，以护其胎。今妇人初有妊，即头眩、恶心，或发呕吐，多厌饮食，而尝思酸者，乃足厥阴肝经养胎也。肝主风，故头眩；肝有余，故恶心呕吐；肝胜脾，故多厌饮食；肝喜酸，故尝思酸也。过此则诸经轮次养胎，其七八月之间，两足浮肿者，足太阴脾经养胎也。脾主四肢，故两足浮肿也。两手不浮肿，而独见于两足者，何也？盖脾本足之阴经，况此时胎气已坠下，故不能不见于足也。每一月则一经养之，十月则十经养之，十月满足而后产焉。其馀二经，则又养于既生之后，而化血为乳汁矣。是乳汁亦血也，而其色白者，何也？盖胸前部位属太阴肺经，乃西方庚辛金也。金色本白，血从金分而来，故变赤而为白也。凡血去多则令人虚，今乳汁既为血，亦不宜去多也。然其来也恒有余，其出也无尽止，是以厌饫小儿，而其母不觉虚者，何也？盖人身之血，皆资饮食以生者也。饮食入胃，游溢精气，上输于肺，从肺之部位而去，故成乳汁。妇人既产，而饮食倍于尝日。正以既产之后，又属足阳明胃经养之，乳房属阳明，故乳汁多受于此处。胃能化饮食，饮食能生血，饮食既足，则血亦足，血既足，则其化为乳汁也，自无穷尽，何至令人虚乎？甘属胃，故乳汁亦甘；白属肺，故乳汁亦白。是以既产之后，乃肺胃二经养之也。小儿二三岁间，其母复有妊，儿饮魃乳，即黄瘦泄泻者。以乳汁味酸，正足厥阴肝经养胎之日，肝能克脾，故儿饮之即泻也。当此之时，肺金失令，胃土无权，则所以滋养乎血者，已无所藉，几何而不为儿之病哉！此特论胎前产后之事，而原其本于血，归其功于十二经耳。若夫胎前产后之症，又各具于诸症条下，而此不及论。又曰一月肝，二月胆，三月心包络，四月三焦，五月脾，六月胃，七月肺，八月大肠，九月肾，十月膀胱。其心、小肠养于即产之后，在上为乳汁，在下为月水，与此不同，宜共参考。

经　　闭

经闭所以为女人病者，何也？盖女人以血为主者也。使其经脉调和，往来有准，有以应水道潮汐之期；旧血既尽，新血复生，有以合造化盈亏之数，则周身百脉，无不融液而和畅，夫何病之有？设或闭焉，则新血滞而不流，旧血凝而日积，犹如河之水，壅塞不通，必变为浑浊臭秽，其理一而已矣，几何而不为病哉！血癥、血风，与夫热入血室之症，多自此始。然要其闭之之由，必有所因，而非闭也。或月事适至之时，因渴饮水。并食生冷之物，及坐水中洗浴，寒气入内，血即凝滞，亦能令人经闭也。或因堕胎多产而伤其血，或因久患潮热而销其血，或因久发盗汗而耗其血，或因脾胃不和，饮食减少，而不能生血。凡此之类，皆能令人经闭。其有肥白妇人，月事不通者，必是湿痰与脂膜壅塞之故也。是以医者当随其所因而治之，其可以一例施乎？

药例

因感暴怒，而经闭者，宜君之以青皮，佐之以官桂、木香、香附、赤芍药、当归梢、红花、山楂、桃仁、牛膝、蓬术、苏木之类，好酒煎服。

因食冷物，而经闭者，宜君之以官桂，佐之以干姜、木香、厚朴、香附、山楂、红花、桃仁、归梢、牛膝之类，好酒煎服。

因坐冷水，而经闭者，宜君之以附子，佐之以官桂、木香、厚朴、香附、山楂、红花、桃仁、归梢、牛膝之类，好酒煎服。

因堕胎多产，而伤其血，又久患潮热，而销其血者，不可用行血之剂。宜以四物汤为主，佐以木香、香附、厚朴、甘草之类，以兼调其气，将久而自通矣。

因脾胃不和，饮食减少而不能生血者，亦不可用行血之剂。宜以白术、人参、茯苓、枳实、木香、香附、甘草之类以调脾胃，同四物汤煎服，亦将久而自通矣。

肥白妇人经闭者，宜以枳实为君，佐以苍术、半夏、陈皮、香附、乌药、厚朴、牛膝、桃仁之类，煎服，则湿痰去，脂膜开，而经自通。

月事不调

月事先期而来者，血热也；其色紫者，亦血热也。后期而来者，血虚也；其色淡者，亦血虚也。或先或后，色淡而稠粘者，痰也。

将来而先腰腹痛者，血滞而气不至也。既止而复腰腹痛者，血海空虚而气不收也。或止或来无定期者，因气不调，故血亦随之为行止也。或一月两至，或数日一至，不可一月论矣，气虚血热也。或经年之后，累数日而不能止者，乃血海脱滑，兼有火以动之也。既止之后，隔三两日而复见微血者，以旧血未尽，为新生之血所催，故不能容而复出也。医者观此，可以施治矣。

药例

先期而来，及其紫色者，以凉血为主。宜君之以黄连，佐之以槐花、山栀、香附之类，同四物汤煎服。而四物汤中，又倍芍药、生地，可也。

后期而至，及其色淡者，以补血为主。宜以四物汤起剂，佐以香附、蕲艾、龟板、玄参、五味、麦冬之类煎服。而四物汤中，又倍加当归、熟地，可也。

色淡而稠粘者，以化痰为主。宜以半夏、茯苓、橘红、甘草，名曰二陈汤，用此药起剂，佐以乌药、香附、枳壳、紫苏梗之类，同四物汤，加生姜、砂仁煎服。

将来而先腰腹疼痛者，以行气为主。宜君之以木香，佐之以枳壳、青皮、香附，同四物汤煎服。

既止而复腰腹疼痛者，以补血为方。宜君之以地黄，佐之以当归、川芎、芍药、白术、人参、茯苓、甘草、香附、陈皮之类，煎服。

或一月两至，或数日一至者，以补气凉血为主，宜以八物汤起剂，加黄连、山栀、香附、败龟板、炒黑蒲黄之类，煎服。

或止或来无定期者，以调气为主。宜君之以香附，佐之以陈皮、乌药、砂仁、蕲艾之类，同四物汤煎服。

经事数日不能止者，以凉血止血为主。宜君之以炒黑山栀，佐之以炒黑蒲黄、黄连、地榆、牡蛎、侧柏叶、香附之类，同四物汤煎服。

经止后，隔三四日复见微血者，惟以四物汤起剂，加香附、陈皮、甘草之类。煎服。然此不足为病，虽不服药，亦无害也。

血臌、血癖、血风、崩淋、带下、热入血室

妇人臌胀，虽有因于气食而成者，然成于血者居多焉。若成于气食，腹虽胀而经不闭；成于血，其经必闭也。妇人之血恒有余，故月见其血，而不以为病。若闭而不通，则日积而充满，其始发之时小腹先膨，久则上逆中脘，紧胀如鼓，青筋绽露，而血臌之症成矣。其有因产后恶血不下，逆而上升，渗入于皮肤，充满于中宫，甚至上腾于面，而成紫色者，此必死之症也。

妇人癖块，虽因痰与气食而成，然成于血者居多焉。然痰与气食而成，块虽成而不碍于经水。成于血者，经水虽来，亦必有时而断也。此必因经水既来之后，尚有旧血未尽，偶感于寒气，或触于怒气，留滞于两胁小腹之间，故成血癖也。

又有所谓血风者，经水逆行，上攻于脑，头目旋闷，不省人事，甚至满面满头，皆成赤斑者。此因经水适临，感冒风邪所致。盖风之为气，善行而数变，其势易上而难下，经水为风所激，以故倒流而上行也。

又有所谓崩淋者，其病相似而实不同。崩者，如土之崩，源泉迸流而不禁，乃血热而兼气虚，不能收摄也。淋者，如水之淋漓，艰涩而不通快，乃内有郁热，而气亦滞也。然崩则皆血，而淋则有赤白沙石之异。赤者属血，白者属气，沙石者，气血之尤浊者也。

治此病者，惟调其气血，清其内热而已。

又有所谓带下者，从腰间束带之处而来，故名曰带。虽有赤白，总属肾虚。其病与淋相似，然淋疾之所下者，多散而薄，必觉臭秽；带疾之所下者，多滑而稠，无腥秽之气。以此为辨耳。又有所谓热入血室者，何以致之？必其经水适临，或犯热症，因而经止。经随热而入于血室，则往来潮热，如疟之状，而无定期，或一日三两发者，是也。热久不愈，传于骨髓，多成骨蒸，其可不早治之乎？

药例

血臌，以破血通气为主。宜君之以桃仁，佐之以红花、当归梢、牛膝、三棱、蓬术、木香、厚朴、官桂、青皮、牙皂、穿山甲之类。必先以大腹皮一大团先煎，后入余药，乃妙。

或用血见愁草汁，和酒服之。或用杜牛膝捣汁，和酒服之。

血癖，以破血软坚为主。宜君以蓬术，佐以三棱、桃仁、红花、归梢、官桂、穿山甲、牙皂之类。共一处，醋煮为末。将血见愁捣汁，浸阿魏令软，研烂，加醋调和，煮陈米粉粥为丸，好酒送下，每服百丸，一日二服。

或单用血见愁为君，木香为佐，浸酒服之，亦妙。

血风，乃血症中之最急者也，宜以四物汤为主治，加桃仁、红花、防风、荆芥、天麻、薄荷、白术之类。其所以用白术者，以其能去面上游风，及利腰脐间血，故也。

或用苍耳草，阴干为末，不拘时，酒调一大盏服之，其功最大。然人不可多服，多服则连通脑头。苍耳草，一名喝起草。

血崩不止，必用散子药，如棕灰、牡蛎、釜底墨、山栀、黄连、槐花、侧柏叶、人参、黄芪、甘草之类，为末，飞盐汤下。若以此为丸亦妙。一日连进数服，立止。或用小蓟草汁，同藕节汁，调和服之。

淋症，宜先通利。用大剂牛膝为君，佐以桃仁、归梢、枳壳、乌药、香附、砂仁、木通、黄连、山栀、赤芍、赤苓、生甘草、生地之类，水煎，加童便服之。

或用车前子一味为末，酒下，一日四五服。

带下，不论赤白，皆杜仲为君，佐以人参、白术、茯苓、当归、川芎、芍药、地黄、黄柏、甘草、泽泻、橘核之类。若小腹先痛而后下者，不用黄柏、参、术，加延胡索、砂仁、香附之类，服之。

热入血室，宜于四物汤中，倍加生芍、生地，佐以赤茯苓、黄芩、连翘、麦冬、丹皮之类，服之。

胎前诸症

妇人有妊月余，即恶心呕逆者，谓之恶阻。乃足厥阴肝经养胎之月也。肝尝有余，本不能容物，而今乃有妊，则肝气为胎所碍，不得发泄，故恶心呕逆也。过此月，则别经养胎，而恶阻之病息矣。夫十二经，皆养胎者也，而肝经独养于初妊之时，何哉？盖胎者，血之始成，而肝则血之所藏，以血养血，造化之相为合也。然受气之始，则何经以主之？曰足少阴肾经也。天一生水，得气最先，故男子先生左肾，女子先生右肾。而妇人右肾，亦以系胞，为胞之根柢，先天真一之气，发此以为胎兆也。

妊妇心气痛者，受胎必上，胎碍其心，故心气痛也。小便不通者，受胎必下，胎压膀胱，故小便不通也。其有遗尿不禁者，必其胎气受寒，逼近膀胱，故遗尿不禁也。

妊妇腹痛，人皆谓之胎痛，而不知胎痛自有分别，不可以腹痛例观也。假如努力任重，致伤其胎而作痛者，方可言胎痛；或平日瘦弱，血不足以润其胎，而致腹痛，其痛如芒刺引掣者，亦可以言胎痛也。若偶伤于食，偶感于气，偶触于秽恶，而作痛者，非干于胎，何以亦谓之胎痛耶？医者当审其脉，若滑而弦，乃是气食；若得涩脉，乃为胎痛。脉诀云：涩脉如刀刮竹行。男人有此号伤精，妇人有孕为胎痛，无孕还须败血凝。由是观之，可以见胎痛，由于血不足矣。

妊妇腰痛，与男子腰痛不同。男子腰痛，乃肾虚也。妊妇固亦有虚者，然因劳力而得者居多焉。劳力以任重，致伤胞系，胞系与肾相连，胞系受伤，则腰必痛，痛甚则胞系将脱，多至小产。其有素享安逸而妊妇腰痛者，必其受胎之后，不节房事，以致伤胞系也。十月满足而腰痛者，非病也，欲产故也。《脉诀》云：将产之候脉离经。又曰：一息二至号离经。所谓离经者，胞系欲离肾经也。此脉在妊妇，则为欲产而无所妨；在病人，则为欲死而气将绝。医者亦不可不知也。

妊妇下血者，人皆谓之胎漏，而不知胎漏，亦有辨也。盖胞外有血，胎内无血，胎内之所有者，水而已矣。使胞破漏，则必有声，而所下者，皆水也。若所下者血，则皆胞外之物耳，岂可以言胎漏耶？然下血过多，则无以养胎；下水过多，则胞已干而儿必死，皆危症也。若临月腹痛而胞破，则为欲产，亦不可言胎漏也。

妊妇伤寒、疟疾，皆能堕胎。盖怀胎最怕寒战，则遍身筋骨皆振，易动其胎。故患此二疾者，多至小产。用药者，先以安胎为首务，可也。

妊妇痢疾、泄泻，虽不至于堕胎，然临月之时，多有产难。盖痢疾则下血，而胎无所养；泄泻则去水，而胎无所滋。泄痢既止之后，必将有干枯涩滞之患，而产难恐不免矣。用药者，其可不深加意乎。若暂泻暂痢，其势不甚者，亦无大害也。

药例

恶阻呕逆，以平肝顺气为主。宜君之以草决明、白芍药以平其肝，佐之以枳壳、砂仁、厚朴、苏子、乌药以顺其气，藿香、黄连、白豆蔻以止其呕逆而已。然此症乃自然之气候，虽不服药亦无妨。心气痛者，胎碍其心也，以缩胎降气为主。宜君之以枳壳以缩其胎，佐之以砂仁、槟榔、沉香、苏子以降其气，少加四物汤服之。

或用艾叶、茴香、川楝子，俱炒等分，水煎，加醋少许服之，亦可。

小便不通，胎压膀胱也，以利小便为主，兼用搐鼻法，以升提其气，则小便自下。宜君之以木通，佐之以车前、甘草梢、赤茯苓、泽泻之类。又以乌梅、牙皂等分为末，略吹些少于鼻中，鼻中酸痒，欲嚏不嚏，其气必升。先服煎药，如一饭之顷，后用此搐鼻法。

遗尿不禁者，胎寒迫近于膀胱也，以温胎为主。宜君之以艾叶，佐之以茴香、五味、牡蛎，同猪尿脬煎服。

胎痛，以生血安胎为主。宜用四物汤以生血，佐以砂仁、白术、黄芩以安胎；陈皮、木香、香附以调气。

腰痛，以安胎为主。宜君之以砂仁，佐之以白术安胎，杜仲、续断、甘草以止痛。

胎漏下血，其势已危，急用阿胶为君，鹿角屑、熟地、艾叶、白术、砂仁、黄芩为佐，加葱白一握，水煎，送下黄蜡丸一二钱，一日三服。

伤寒、疟疾，皆以安胎为先，定寒热为次，宜用大剂白术、砂仁、黄芩、紫苏以安胎。如伤寒，则兼用羌活、防风、甘草，无汗则少加麻黄。如疟疾，则兼用柴胡、川芎、芍药。有食加山楂、麦芽、枳实、陈皮、神曲之类。

痢疾，以黄连、当归为主治，佐以白术、茯苓、芍药、木香、陈皮、甘草之类。如泄泻，以白术、苍术为主治，佐以茯苓、猪苓、泽泻、神曲、陈皮、甘草之类。二病俱加砂仁煎服。病愈后，又当大补阴血，如四物汤、龟板、阿胶、玄参、知母、黄柏、山药、五味、人参之类作丸，服之，始可以免临产干枯涩滞之患也。

临产诸症

妇人小腹之下，阴户之上，有骨高起，中有节骱相凑，未产则合，一临产则分开，谓之交骨。此造化之巧，为男女生育之大关隘也。虽儿头向下，其势已顺，而交骨不开，终难生产，立见危殆，可忧之甚者，是岂药饵之所能及耶？

产妇横生者，一臂先下，乃儿在母腹，转运偏侧，筋斗未翻，内有所碍，而不得遂也。逆产者，两足先下，必是母腹中，脂膜窄狭，儿不转运，而直下也。此皆因劳力挫闪，误伤其胎，以致如此，不亦可骇之甚乎。

儿凑心不下者，其手必捧母心，多致母子俱死。必以药引入心分，解开儿手，方可得下。盖儿手捏物最紧，药气一到，儿手自软，故曰解开。

子死腹中者，腹必闷痛，兼冷，略无动意，面如土色，其舌又黑者，是也。故试验诀云：面黑舌不黑，母死子活，舌黑面不黑，子死母活。此之谓也。决不可因其虚而缓治之。

或有未曾坐蓐，腹中略痛，而胞水先破，乘势而下，固为大幸。

设或胞水漏干，恶露出尽而儿不能下，苟无法以下之，则母子俱不可保矣。其有产后胞衣不下者，不可视以为细故而易之，多有升至心而死者。

药例

交骨不开，急用急性子壳即凤仙花子、穿山甲、牙皂、麝香等分，为末，和蜜捏作饼子，如指头大者一块，塞入阴户近骨之处。又将葱二三斤，浓煎汤，令产妇坐浸于中，以手运之，交骨自开。横生者，将儿手轻轻纳入阴户。逆产者，不必以儿脚推进，虽推进，亦终不能转运矣。全在收生者活法，急用蛇蜕一条，蝉蜕二十头，发一束，共烧灰为末，温酒调下，仰卧片时，即下。

凑心不下者，乃儿捧母心也。急用猪心血，调乳香五钱，好酒送下，儿手遂开。亦治子死腹中与心头痛等症。

或用蛇皮烧灰，入麝香少许。研细，温酒送下立产。

子死腹中者，用当归、川芎、砂仁各一两，官桂三钱，木香二钱，水酒各半盏，煎服，立下。

或用玄明粉四钱，以清油、蜂蜜各一两，温酒调下，须臾立产。又治男、妇、小儿大便干燥。

或用马槟榔，连食三枚，治一切难产，立效。

胞水漏干，儿不能下者，急以车前子二三合，煎汤，以布滤去渣，连连服之，儿随水出。

统治产难，以益母草为君，当归、川芎、木香、砂仁为佐，大约益母草一两，四味每用五钱，水酒煎服。

或用腊月兔脑，去膜，乳香末一钱，母丁香末一钱，麝香一字，研匀，丸如鸡豆大，阴干，油纸密封。临产破水后，温酒下一丸，即时产下，随男左妇右手，握出为验。

或用当归、川芎各二钱，官桂一钱，麝香一分，为末，酒服立产。胞衣不下者，以鸡子清三个，去黄取清，以好醋三合调和，令服之，立下。或以花蕊石一两，硫黄四两，入罐，

盐泥固济，煅过为末，童便、酒调服一钱，立效。兼治败血奔心，胎死腹中，及男、妇、小儿跌蹼损折伤。

或用初浴儿汤一盏与服，莫令知之，立下。

或用瓦油盏烘热，仰放产妇脐上，令一人以脚抵住油盏，其胞即下。乃乡村一法，果验。

产后诸症

妇人初产，忽觉昏运，口噤眼合，面如土色欲倒者，乃恶血冲心也，名曰血运。急令人扶住，勿使仰卧，即以热醋向鼻喷之，即醒。醒后施治，须用降血之剂。

产后发狂跳跃，不顾羞耻，欲上屋者，非颠也。乃各经之血，一齐乘虚上升，迷其心窍，而下部恶血，又相继奔腾，其势上而不下，故发狂跳跃，而不能自禁也。用重剂，使血归经则安矣。

产后腹痛，不可尽作恶血不行，须看新久。若初产，腹中有痛阵，如将产之状，腹皮未宽软，又若转运不宁，必是双胎。若经一二日腹痛者，恶血停滞，而未尽去也，名曰儿枕痛。若恶露已收，而腹中如芒刺痛，翕翕无力者，乃空痛。不可复以行血之剂治之，惟当养血而已。

产后腰痛，多是恶血停积于两肾空隙之处。其痛板急，不能转动，得热物熨之即缓者，是也。若两腰空痛，翕翕然如不能伸气者，乃肾虚也。产后下血不止，看其色之红紫。紫者为旧血，任其自下；

红者为新血，宜先止之，而后用补。然紫者既尽，必继之以红；红者既尽，必继之以淡，此必然之势也。宜时时斟酌调治之，或丸或散或剂，随缓急以施治。失此不治，则元气必脱，而潮热虚劳之病，有不免矣。

产后疟疾，适值秋七八月间发者，方可以疟疾治。若春夏及冬时发者，非其时而有其气，谓之似疟非疟。此必因产后风食所伤，当以风食为主治，而以血药佐之。然须辨其为风，为食，而后可耳。寒多热少，而腹不饱者，风也；热多寒少，而不思饮食者，食也。治食，则消食为先，而少兼风药；治风，则疏风为先，而少兼食药。全须员活，不可执滞。若有痰，加痰剂。宜斟酌之。

产后伤寒，决不用汗下之剂，以其气血俱虚也。汗则亡阳而伤气，下则亡阴而伤血，若犯麻黄、大黄，多至不救，惟以和解为主治，而以血药佐之，万无一失。然伤寒发于产后，若真正者，必费调治，而病多危。惟感冒者为易愈耳。

产后中风，危疾也。若外有六经之形症，内有便溺之阻塞，皆难治之症。惟口眼㖞斜者，无事耳。若忽然角弓反张，目定项强者，必平素有痰症，风邪乘虚而入，风痰交作，壅塞经络，致使荣卫不通，以至于是。此虽有似中风，而实无分于六经，治之亦甚费力。若又汗出不止，或遗尿不禁，其死必矣。

产后泻痢，甚者死多生少，不甚者犹可施治。若泻比于痢，则痢为尤难，而泻或能调治。大抵泻者，以补脾为主治，而以消食药佐之；痢则以扶脾消食为主治，而以血药佐之。盖痢多下血，故用血药；泻不下血，故不用血药，用血药则泻不能止。泻止后，则补血药丸子，又不可不用矣。

产后身热不止，口干烦渴，日晡尤甚者，血虚也。宜大补其血，不宜用寒凉之药，反佐以温热，则热自除矣。所以然者，以血药属阴，阴非阳不生，故用温热之剂，以助阳而生阴，阴血既生，则邪火自退。医者不可不知也。

药例

产后血运，不及煎药，只用童便，磨好墨在内，灌下立醒。或以降真香一钱，沉香三分，为细末，当归煎汤下，可免冲心之患。

或血入心经，错语健忘失志，及产后百病，以血竭、没药等分，为细末，每服一钱，童便和酒调下。若于分娩时，调服一钱，恶血皆自下行，更不冲上。

产后恶血冲心，发狂跳跃，急令两人扶住，煎当归一两，与服之。其恶血自下行，新血各自归经，即时安宁矣。

或用芎、归各半两，水煎，加童便服之，立效。

产后二三日间，腹绞痛者，恶血未尽也。古方独圣散最佳。用山楂肉一两，煎浓，调砂糖在内，热服。血自下行，其痛立止。

或用芎、归、益母草、桃仁、玄胡索等分，煎服。

若恶血已尽，五六日间腹痛者，血虚也。宜四物汤加炙甘草，煎服，甚效。

产后腰痛，若恶血不甚下，而腰间不能转侧者，乃恶血停滞于两肾空虚处也。宜君以当归梢、桃仁起剂，兼以乌药匀气，杜仲、牛膝、酒炒黄柏引经，官桂为向导，空心煎服，得五六帖愈。

若血去多而腰痛者，虚痛也。宜以杜仲起剂，兼以四物补血，牛膝、黄柏、茯苓引经，少加红花以养血。恐分娩时劳倦，以致伤其腰故也。

产后下血不止，以四物为主，佐以止血之剂，加地榆、牡蛎、炒黑山栀、炒黑蒲黄、棕灰、鹿角灰、乌梅之类，作散子，服之。

一日连进五六服，每服一二钱，立止。

或用熟地捣烂，每服一两，和酒再研，温服。连进三服，大效。或用蒲黄三两，炒焦，水三升，煮一升，顿服。

产后疟疾，宜四物汤，加柴胡、黄芩以定寒热，有痰加半夏、橘红，有食加麦芽、山楂，有风加防风、荆芥，头痛倍加川芎，寒热甚倍加酒炒芍药、柴胡，斟酌用之。产后惟十二朝内，大忌芍药，以后不忌。

产后伤寒，大忌汗吐下三法，只宜羌活、防风、紫苏、生姜、柴胡、川芎、甘草之类以解表，陈皮、香附之类以调气。有痰加痰药，有食加食药。而又佐之以四物之类，多加葱白煎服，以微汗出为度。若大便秘结，以蜜导之，或饮蜜汤亦可。

产后中风，不可以尝人中风例治之。虽中腑亦不宜汗，禁用麻黄；虽中脏，亦不宜下，禁用大黄。惟审其在表，则羌活、防风、荆芥、紫苏、甘草之类可用也；审其在里，则枳实、厚朴、茯苓、陈皮、乌药、木通之类可用也。兼用南星、半夏、瓜蒌、苏子、竹沥、姜汁之类以治痰，佐以四物汤补阴血。治之之法，不过如此，必不可求奇取异，而用孟浪之药也。

产后泻痢，不可混治。泻则补脾为主，如白术、茯苓、神曲、甘草、陈皮之类，有食则消食，有气则理气。而四物之类，且少停而勿用，以归、地皆非助脾之剂也。若久泻加乌梅、大枣、人参。至于痢疾则不忌四物，当与平胃散同用，兼以消食之剂，与调气养血而已。

产后身热不止，宜于四物汤中，倍加酒炒芍药，兼以炒黑干姜佐之，茯苓渗湿，柴胡清热。一月后身热未除，宜加人参。大抵产后，不宜使用人参，恐补住恶血也。一月后恶血已尽，新血已生，故不忌人参，而犹必以陈皮监制，可也。

加减总方

妇人诸血不足，用当归、熟地各酒浸一宿，焙干，芍药、川芎等分。每服七钱，水二盏煎服。随症加减。

血气不调，加吴茱萸、甘草。

血风劳症，加荆芥、柴胡。

血崩淋漓，加炮附子、赤石脂。

血滞不通，加红花、桃仁。

便血带下，加荆芥、地榆。

潮热，加前胡、干葛、人参、黄芪。

血气滞，腹股刺痛，加肉桂。

虚热口干，加麦冬、黄芩。

呕吐不止，加藿香、白术、人参。

产后腹胀，加枳壳、肉桂。

经血淋沥，加炒干莲房。

大便秘，加大黄、桃仁。

产后虚惫，血热烦闷，加生地。

虚而多汗，加煅牡蛎、桂枝。

产后闷乱，加茯神、远志。

妊娠心腹痛，加竹沥。

产后寒热往来，加柴胡、麦冬。

产后风头痛，加石脂、甘草。

产后恶露，腹痛不止，加桃仁、苏木、牛膝。

换汤总方

妇人室女，血气不调，及胎前产后诸症，用香附子，童便浸，炒半斤，乌梅炒四两，甘草炙一两，为末，以生姜四两，葱白一握，捣取汁，并好醋一碗，共打糊，丸如桐子，每服三五十丸，随症换汤服。

血气不顺，心胸痞满，紫苏汤下。

腹痛、腰腿疼痛，茴香汤下。

翻胃呕吐，脾胃感寒，以老姜烧黑切五片，盐少许，煎汤化下。

惊忧喜怒伤神，心满肿疼面浮，石菖蒲汤化下。

血运闷、血刺痛、血积、血瘕，良姜、赤芍药，醋水各半盏，煎汤化下。

喘满气急，面浮，生姜紫苏汤下。

吐血，喉中腥气，黄桑叶汤化下。

经络感热，血脉妄行，生地汤化下。

败血冲胸咳逆，生姜柿蒂汤化下。

血涩，大便秘，枳壳或青皮汤化下。

崩中、带下，小便频数，炒吴茱萸汤下。

妊娠伤食，胸膈不快，木香或砂仁汤化下。

产后子肠脱下，鲫鱼头煎汤化下。

妊娠临月，近上逼心，名曰子悬，生姜紫苏汤化下。

产后寒气入腹，脐下刺痛，炒吴茱萸汤化下。

小　儿

男子、妇人之病，可以问而知，可以切而得，断死生，辨难易，审差剧，犹有所依据，而不至于大误。若小儿怀抱之时，虽有所苦，而不能言，及能学语，又不能指其所苦之处。欲诊其脉，则骸骨短小，气血未定，寸关尺将何以分？浮中沉，将何以定？虽有一指滚取三部之说，而终未得其部位，况至数急促，岂能以悉审之。大约八九至为平，五六至为迟，十一十二至为数，依稀仿佛之间而已。故哑科治疗之难，每十倍于大人，而尤不可以不慎者也。惟虎口之脉，稍为可验。其脉在食指外侧，每一节为一关，三节为三关。男视其左，女视其右。有筋脉如丝，映于肉内，仔细视之。紫则为风，红则为寒，青则为惊，白则为疳，黄则为脾困，青黑为慢惊，入掌则为内吊。若三关过度，为沉疴之候。惟此可以少知之耳。虽然，医者之治病，当多方求之，岂可执虎口之脉法，而尽小儿之诸病哉！必于病之未形而用意察之，庶可以为预消之地。如小儿呵欠连绵，乃脏腑受邪，作病之渐也。若面赤则知其为风热，而泻肝之剂可以先服；面青则知其为惊风，而治惊之剂可以先服；面黄则知其为脾虚，而补脾之剂可以先服；多睡则知其为内热，而清热之剂可以先服；口中气热则知其为伤风，而疏风之剂可以先服。皆当随症形，而先治之，勿俟其发而后用药。其有不治之症者，尤不可以不知。小儿腮上有赤脉，囟肿及陷者，一不治也。鱼口气粗，啮齿咬人者，二不治也。冷汗如雨，痰热不退，三不治也。脐风撮口，锁肚吊肠者，四不治也。风攻颐额，唇项肿硬者，五不治也。鼻有黑色，六不治也。咳喘喉痛，七不治也。四肢虚浮，八不治也。胸高而突，九不治也。五软五硬，十不治也。凡见此等之症，即当去矣。苟不知几而复药之，则病者之死，虽不由于我，而我亦何有辞于彼哉！大凡小儿之病，有尝多者，不得遂其欲，则易怒而啼，故肝病尝多；饮食不知节，虽饱而犹求食，故脾病尝多；心神未定，闻响易惊，故惊病尝多；肌肤柔嫩，腠理未密，故风病尝多；性喜吮乳，甘味停积，而又易感风热，故痰病尝多。治儿之病，审其所尝多者，酌而施之。以己之意，探病之情，亦庶乎用药之无误也。然此数种，虽或尝有，而肝脾之病尤多，纵有他症，尝兼抑肝和脾之剂为妙。神而明之，存乎其人，得心应手，要不可以言求也。

胎热胎寒

胎热之症，面赤眼闭，五心烦热，大小便不通，乳食不进，啼叫不止，呕血尿血，或生下遍体皆黄，凡若此者，皆谓之胎热。盖因其母受胎之后，不忌辛热之味，或好饮酒，或好沐浴，或不节房事，或感冒风热，儿在母腹，积受热邪，故成此症。必以清热之剂为主治也。

胎寒之症，面色青白，四肢逆冷，大便清黑，小便不禁，腹疼气痛，盘肠内吊，或生下又感外风，不时寒战，凡若此者，皆谓之胎寒。盖因其母受胎之后，不忌生冷，或外着寒邪，或平素禀气寒冷，儿在母腹，呼吸母气，久受积寒，故成此症。必以温热之剂为主治，可也。

凡治此二症，小儿不宜服药，当大剂浓煎，令其母食后，捏去宿乳，服药少顷，乳之。盖因胎中受病，故于乳中过药，得于内者，亦从其内治之，不离母气，则药易应故也。

药例

胎热，以生地为君，赤芍、当归、川芎、丹皮、黄连、山栀、连翘、犀角、泽泻、猪苓、赤苓、天花粉、木通、生甘草之类为佐。

胎寒，以熟地为君，当归、川芎、酒炒白芍、大小茴香、木香、乳香、没药、官桂、熟附子、炙甘草之类为佐。

二症必用四物汤起剂者，何也？盖血以养胎，胎中受病，大抵皆血之使然，故不离乎血分之药也。

脐风撮口

脐风撮口，总为一病，未有脐风而不撮口，未有撮口而不脐风也。患此病者，九死一生。盖脐命根也，脐为风所入，命根绝矣，而可以得生乎，求其所属之经。乃心脾之症也，开口属心，闭口属脾。风入于脐，先流于脾，由脾而上传于心，心为邪所客，故口不能开而频撮也。其发搐者，风使之也。究其病之所由成，有内因外因之异。盖脐带系于胞，必其所生之时，其母先感风邪，遗其邪于小儿，谓之胎风，其惊搐者，谓之胎惊。病从内得，故曰内因。其或断脐之后，包裹失于周密，被窝风入，未及六七日，而脐带已脱，必成此症。病由外得，故曰外风。医者又以艾灸其脐，徒苦之耳，竟何益哉？欲求一生于万死之中，惟下之而已矣，外此更无余法。

药例

大法即以小儿脱下脐带，洗净，先以水煎至五六沸；去带，入牙皂、僵蚕、穿山甲、麻黄、防风、荆芥、甘草、半夏、南星之类，又煎五六沸；入生大黄，略煎一二沸；澄清，入麝香末少许，姜汁、竹沥调匀，徐徐以匙灌下。若得通利，即有三四可生，不然必死。其脐上以生南星末封之，亦可以追去余风。

或用牛黄三四厘，麝香半分，为细末，姜汁、竹沥调之，滴入口中，亦可。若口噤不开，以南星为君，麝香为佐，研细，擦其龈，自开。

重舌鹅口

舌者，心之苗也。心为君火，其体本热。而况小儿以纯阳之躯，先受热于胎，复感热于内，其母爱惜之至，惟恐其寒，而又裹之以绵衣，覆之以重衾，几何而不为儿之病哉！重舌鹅口之症，未必皆儿之自病，或者其母有以致之也。古人云：若要小儿安，尝令饥与寒。饥不至于伤脾，寒不至于生热，此非保婴之道乎。所谓寒者，亦非使冻之也。惟令尝温，不至于甚暖耳。冷暖得宜，岂复有重舌鹅口之病耶。然何以名之曰重舌？重舌者，舌下肿突，其状若又一层，故谓之重，非真有两舌。何以名之曰鹅口？鹅口者，满口皆白，有似鹅之口中，俗谓之雪口是也。分而言之，重舌属心，鹅口属脾。合而言之，总为心热。何者？心统于脾，脾为心之子，心热则遗热于脾，故白沿于口也。使不由于心热，则口虽白而舌自赤，何为而舌皆白耶？大法内服泻心清热之剂，而外敷凉药，则重者可消，而白者可退矣。

药例

重舌，宜泻心，而不泻脾。以黄连为君，生地、甘草、石莲、木通、连翘、灯心为佐。腊雪水煎，待温，时时滴入鼻中，令咽。欲吐则任其吐，亦可以发散热邪。

鹅口，以泻心而兼泻脾。以黄连为君，生地、生甘草、山栀、煅过石膏、木通、灯心为佐。腊雪水煎，如前服法。口中舌上，并用软帛裹指，蘸水口净，用黄柏、青黛、风化硝、硼砂、黄连、人中白之类，为细末，敷之。亦可以治口疳。

丹　毒

丹毒，火症也，得于胎热。其母受胎之后，不忌胡椒、姜、蒜煎熬炙煿酒面之类，或感风热，或不节房事，皆能助火，火邪内攻，胎受其毒，而传气于小儿，故小儿出胎之后，多有是症。近则五六日，或十日半月；远则弥月之后，或两三月。其形症不同，或颏下如樱桃突出，色赤而光，谓之赤瘤；或遍身红点如洒朱，谓之丹疹；或遍身红肿，热气如蒸，谓之火丹；或小腹、阴囊等处，忽然红肿如霞，流行不定，谓之赤游丹。病名非一，总为丹毒。丹毒入腹，腹胀不饮乳者死。必于未入腹之时，急服退毒凉剂；外用小刀，轻轻刺出恶血，或犹可生。其入腹者，无如一泻，间有泻而得生者，乃千百中之一也。诸丹毒，惟赤游丹为至急。善保婴者，若见小儿多啼少乳，即遍视其身上，一有红色，即急治之。若看视不周，丹毒在身，而母犹未觉，及至觉时，已入腹中，救之奚及。丹毒惟红绿瘤，不治。因父服热药，遗热在胎，非药所能解也。

药例

丹瘤，如樱桃状者是也。宜以绵羊脑子，同朴硝研烂，贴患处，立效。或以蓖麻子，同面研和，敷之。

丹疹，遍身红点如洒朱是也。宜以汉防己半两，朴硝、犀角、黄芩、黄芪、升麻各一钱，加竹沥，煎服。

火丹，遍身红肿是也。宜以当归、赤芍、甘草、大黄等分，每服三钱，水半盏，煎三四分，食后服。或用前丹疹方服之，亦妙。

赤游丹，流行不止于一处是也。此为至急，救迟即死矣。宜用积年胞衣所化之水，和金汁涂之，神效。若无金汁，单以胞衣水，和风化硝、冰片，涂之。若无胞衣水，单以金汁，和甘草、大黄末，涂之，皆能取效。

或用野人粪下土，鸡子清调涂，又以人中黄二三钱煎服之，能去胎毒。

或用麻骨烧灰。先将香油调涂，次用麻骨点火，倒持之，将不点火一头出烟熏患处，立退。

或用雄黄、五倍等分，为细末，醋调涂之。

丹毒煎方，黄连、黄芩、黄柏、生甘草、连翘、天花粉、皂角刺各五分，水一盏，煎五分饮之。丹毒入腹者，加大黄一钱。

五种丹毒，用郁金、甘草、桔梗、天花粉、葛粉，等分为末，每服二钱，薄荷汤入蜜调下。

十种丹毒，如三日不治，毒入肠胃，则不可治。宜仔细辨认，依方治之，万不失一。

一从顶头起肿，用葱白研取汁，涂之。

二从头上起红肿痛，用赤小豆末，鸡子清调搽。

三从面起赤肿，用灶心土，鸡子清调搽。

四从背起赤点，用桑白皮为末，羊脂调涂。

五从两臂起赤肿黄色，用柳木烧灰，水调涂。

六从两胁起虚肿，用生铁屑，和猪粪调涂。

七从脐上起黄肿，用槟榔末，米醋调涂。

八从两脚赤肿，用乳香末，羊脂调涂。

九从两脚赤白点，用猪槽下土，麻油调涂。

十从阴上起黄肿，用屋漏处土，羊脂调涂。

中恶、天吊、客忤、夜啼

中恶、天吊者，为恶鬼之气所中，两目上突，吊起而不能眨也。此因胎气不足，精神失守，虚之所在，邪必凑之。心虚则神走，肺虚则魄乱，肝虚则魂亡，脾虚则意扰，肾虚则精乏，而鬼邪得以犯之矣。其症面白带青，或如土色，目睛上视，口吐白沫，手足拘挛，身冷如冰，有似乎惊风，而实非惊风也。

又有所谓客忤者，非中恶之谓也。乃偶见生人异物，卒然惊骇，啼哭不止，心志恍惚，闻响即跳，尝欲躲避者，是也。如为客所忤犯，故名客忤，非鬼之为病也。又有所谓夜啼者，非客忤之谓，乃心经受热也，其症至夜即啼，百计安之而不能止。盖心为君火，主乎血，夜则血归于肝，心虚火炽，故烦躁不宁，而多啼也。

药例

中恶、天吊，宜先安心神，使权归君主，如茯神、远志、菖蒲、灯心、麦门冬之类，煎汤，调下辰砂末，量儿大小用之。外用辟鬼之法，如苍术、檀香、沉香、麝香、安息香之类，近儿旁周围烧之，香烟如雾，则鬼不能容。得儿稍苏，以桃叶汤浴之。

客忤，亦安心为主。或为生人所忤，即当令此人见之，使儿习惯；如为物所忤，若猫犬之类，亦令儿习见，自不惊骇。其所服之药，亦如前茯神等剂，可也。

夜啼由于心虚有热，宜用人参、麦冬、炒盐之类，以补其虚；茯神、远志、菖蒲之类，以安其神；石莲、黄连之类，以去其热；灯草、木通、薄荷之类，以清其气。外用压鬼之法，或以井中四旁草,暗置儿席下;或写父名倒贴床脚里面,不令人知;或以桃木杖,击儿四旁,如赶逐状;念咒曰:天苍苍,地皇皇,小儿夜啼疏客堂。多诵几遍。内服药而外施法,则啼自止矣。

伤风伤寒

伤风之症,头疼身热,鼻塞气粗,喷嚏呵欠,呻吟不绝,见风便怕,洒淅微寒,与大人伤风无异。若挟食即吐食,挟痰即吐痰。作剂比大人所服药,宜减一半。不论痰与食有否,尝须兼用之。盖小儿易伤食,而热则生痰,故剂中宜略带用。但轻轻疏解令微汗出,不宜过剂,过剂则真元亦伤,是伐无过之地也。

伤寒之症,六经感受,亦无异于大人,但大人元气已削,天真不完,况有七情相感,又多挟内伤,故患真正伤寒最难调理。小儿则天真未凿,七情又少,所感之症比大人差缓。但寒多热少,外感必深;热多寒少,内病必重。外感必遍身骨疼,内病必腹痛饱闷。治外之剂,尝兼治内之药,而汗下之法,比大人宜从轻焉。

药例

伤寒一二日间,头顶痛,腰脊强,恶寒发热,无汗者,乃太阳经症也。宜以羌活为君,防风、紫苏、甘草、生姜、葱白头为佐。若不汗,少加麻黄、桂枝。

伤寒二三日间,目疼鼻干,不得眠,发热不恶寒,干呕,有汗者,乃阳明经症也。宜以白芷为君,防风、紫苏、芍药、桂枝、生姜为佐。

伤寒三四日间,胸胁痛,两耳聋,往来寒热者,乃少阳经症也。宜以柴胡为君,黄芩、半夏、枳实、防风、紫苏、甘草、生姜、葱白为佐。

伤寒四五日间,腹满咽干,身无大热,自利不渴者,乃太阳经症也。宜以苍术为君,干姜、甘草、葱白为佐。

伤寒六七日间,烦闷,舌卷囊缩,身不热者,乃厥阴经症也。宜以桂枝为君,附子、青皮、甘草、生姜为佐。

四时感冒伤寒,宜以九味羌活汤为主治,代桂枝麻黄汤用。方见首卷伤寒门。

春伤于风,宜以川芎为君,柴胡、紫苏、羌活、防风、甘草、葱、姜为佐。

夏伤于风,宜以羌活为君,川芎、紫苏、防风、甘草、柴胡、葱、姜为佐。

秋伤于风,宜以柴胡为君,川芎、羌活、防风、甘草、紫苏、半夏、黄芩、葱白、生姜为佐。

冬伤于风,宜以桂枝为君,升麻、葛根、羌活、防风、甘草、紫苏、葱白、生姜为佐。已上伤寒伤风二症,若挟食则兼消食,挟痰则兼消痰。俱禁用茯苓,以其渗泄,能引邪入内也。又有夹惊者,当兼惊治。

咳 嗽

小儿咳嗽,风热居多,而寒者间或有之。以其为纯阳之体,其气尝热,而不甚惧寒也。凡肌肉肥白者,易于感风;色赤而结实者,易于感热;惟虚弱瘦损,面青不实乃易感寒焉。感风而嗽者,必鼻塞气粗之症,惟口中觉热,舌燥烦渴,面赤顿嗽,嗽而有浓痰者,是也。感寒而嗽者,洒淅恶寒,哮喘不宁,至冬月即发者,是也。

凡此症与大人无甚异，而所感略有不同，大人兼七情所伤，或任劳嗜酒，而小儿无是，是以不能无少异耳。药剂以轻清为佳，而服药亦不宜太骤，逐匙进之，不尽剂。

药例

风嗽，以牛胆南星为君，半夏、黄芩、薄荷、防风、荆芥、瓜蒌、甘草、桔梗为佐，兼以苏子、橘红以顺气。若壮热无汗，气壅喘急，少加麻黄以解其表。盖麻黄亦肺经发散之药也。

热嗽，以贝母为君，半夏、瓜蒌、天花粉、黄芩、山栀、竹茹、茯苓、桔梗、甘草为佐，兼以苏子、橘红、枳壳顺气。若有食加莱菔子、枳实、黄连、山楂、麦芽之类。

寒嗽，以款冬花为君，麻黄、杏仁、半夏、南星、炙甘草、桔梗、生姜、橘红为佐。

或以芦吸散，为极细末，蜜丸如肥皂核大，姜汤磨化，徐徐服之。

诸嗽初起，宜泻宜散，而桑皮、杏仁，可以兼用，久则宜备宜收；而麦冬、五味，可以量用。如喉痒加玄参，痰盛加姜汁、竹沥，头眩加天麻，内热加茯苓、栀子，烦渴加天花粉、葛粉。而桔梗乃本经之药，尤不可缺，惟少用则不觉饱，多用则痰反不能降，以其承载诸药，为舟楫之剂也。

疟　疾

小儿疟疾，不外乎风痰与食。无食不发热，无风不作寒，而痰由风食之所成也。外感乎风，则手太阴肺经先病，肺主皮毛，故风易入。内伤饮食，则足太阴脾经先病，脾受有形，故食多则伤脾也。

肺气不清，则生痰；脾土受伤，则裹痰。故痰者，风食之所成也。无痰不成疟，故寒热作焉。要而言之，风虽属肺，食虽属脾，而虽食之所藏，又近于胆经，故作寒热。盖胆为足之少阳其位，在半表半里，是以寒热往来也。大率寒多则为风，热多则为食，寒热相半，则风食俱多。治此病者，惟消食、疏风、化痰而已，然消食则兼疏风，疏风必兼消食，而消食疏风，必兼化痰。盖三者不全，则不能成疟，故宜兼治。但量其所属，而轻重之可也。

药例

风疟，寒多热少。以防风为君，川芎、紫苏、升麻、柴胡、甘草为佐，加槟榔、草果以消食，半夏、黄芩、陈皮、生姜以化痰。

食疟，热多寒少。以草果为君，槟榔、枳实、陈皮、山楂、麦芽、柴胡、甘草为佐，加半夏、生姜以化痰，防风、紫苏、川芎以疏风。痰疟，寒热交作，呕吐痰涎。以半夏为君，贝母、瓜蒌、生姜、甘草、枳壳、橘红、柴胡、黄芩为佐，加槟榔、草果以消食，紫苏、防风以疏风。

久疟不愈，以酒炙鳖甲为末，每服一钱，一日三服，姜汤调下。

或用常山一两，剉碎，以好酒浸一宿，瓦器内煮干，为末。每服二钱，水一盏，煎半盏，去渣，停冷，五更初服之。不吐不泻，大效。

或用知母、贝母、常山、槟榔等分，水酒各半盏，煎至半盏，去渣，绵覆露一宿。五更，面东服之，即效。但不可令妇人见。

痢　疾

医家以泻为在脾，痢为在肾。故先泻后痢者，则曰脾传肾，为贼邪，其病难愈；先痢后泻者，则曰肾传脾，为微邪，其病易愈。

此前人之说也。以愚论之，泻为在脾，不假言矣，而谓痢在肾，不能无议焉。泻固多由于饮食，而痢独非饮食所伤乎？饮食停积，因湿热而化，遂为稠浊，胶固于肠胃之中，欲下不下，是以有里急后重之苦，明脾经病矣。而顾以痢属于肾者，何以谓欤？吾未闻饮食之入，不由于脾，而反由于肾也。夫既谓之肾病矣，然治痢之药，悉皆苍术、厚朴、黄连、木香、白术、陈皮之类，并未有用杜仲、黄柏、牛膝、地黄补肾等药。治肾家之疾，而乃用脾家之剂，必其非肾病故也。要知先痢后泻，而后易愈者，以积滞已尽，而脾尚虚也，岂肾传脾之谓耶。先泻后痢之难愈者，以脾土已坏，而积滞方壅也，岂脾传肾之谓耶？肾能藏精，不能藏饮食，若以痢属于肾，则饮食皆藏于肾矣，岂理也哉。大约治痢之法，与大人无异，但下痢纯血者，在大人则为难治，在小儿则为食积，而无所妨。若治小儿之痢，又宜多以消积为主耳，其详具见于大人痢疾门，故此不复赘。

药例

凡初痢腹痛后重，宜先以消积等药治之。问其所伤者何物？若谷食则麦芽、神曲为君，肉食则山楂、蓬术为君，面食则莱菔子为君，冷食则草果为君，宿食则黄连、枳实为君。而又用苍术以燥其湿，厚朴以宽其肠，木香、槟榔以调其气，当归以养其血，木通、茯苓以分利小水。则利自通快，若不通快，少加大黄以利之。初痢无止法，切不可用粟壳，虽乌梅亦未可便用。初痢无补法，切不可用人参，虽白术亦未可便用。若见其去后多次，欲升提其气，而用升麻，立见危殆，戒之！戒之！

痢疾半月后始可用白术，一月后，始可用乌梅；若犹有腹痛，亦未可用也，痢久血虚，乃可用人参，而必佐之以陈皮。如胃寒则肉豆蔻、肉桂之类，亦可少用。盖痢本湿热，若迁延日久，入于秋冬之交，则变为寒痢，故可用温药也。

疟痢兼作，莫重之病。若以风食治，则得之矣。宜防风、羌活、紫苏以解其表，柴胡、芍药以定其寒热，黄连以泻其火，槟榔、枳实、麦芽、神曲以消其积。而苍术一味，尤不可不多用，以其气雄，能治内外之邪也。疟痢传染者，即名疫痢，禁用补剂，若下人参，其死可待。

久痢不止，去后无度，非补不可。必以人参、白术为主，茯苓、肉豆蔻、诃子、乌梅、莲肉、大枣、煨姜之类为佐，补中带收，乃妙。若余血未尽，宜加当归、芍药、侧柏叶、地榆之类，补中带止，庶乎不宽不骤，得调理之宜，而苍术、厚朴、槟榔、黄连等剂，又不可用矣。虽木香一味，本为治痢之良药，但行气太甚，久痢用之，反助下行之势，又岂可以尝用哉！

吐 泻

小儿吐泻交作，人皆以为脾胃受寒，不能容饮食，故上则为吐，下则为泻，此据其病形而言耳。而不知脾胃受寒者，止于腹中偎偎作痛，或微泻，或吐痰涎而已，其势殊无可畏。至若大吐大泻，一时发越津液顿亡，面目乍瘦，岂受寒之为病哉。必是平素先伤饮食，郁蒸作热，蓄之既久，将发未发，一感外之风热，势不可遏，故攻击脏腑，一齐而至，遂令小儿困惫。当此之时，若以为吐泻空虚，即投补剂，及温热之药，立至危殆。慎之！慎之！如有泻而无吐，或有吐而无泻者，乃有寒热之分。吐酸臭而苦者热也，清淡则非热矣；泻臭秽而不可近者热也，清顺则非热矣。治者当自审之。

药例

小儿吐泻交作，其气溃乱，一时未能清理，只宜益元散，泡汤冷定，时时进之，自能分调其气。待势稍缓，然后进以他药，先止其吐，后治其泻。止吐以顺气为主，如藿香、陈皮、砂仁、苏子、黄连、生姜、茯苓之类；治泻以养脾为主，如白术、大枣、茯苓、神曲、陈皮、半夏、炙甘草之类。若邪气已尽，能略进饮食，而脾胃虚怯，气短不能呼吸，须用人参，倍加白术，而又佐以陈皮，可也。吐酸苦者，宜从热治。以姜汁炒黄连为君，半夏、藿香、茯苓、砂仁、苏子之类为佐。

吐清痰者，宜从寒治。以生姜为君，白豆蔻、茯苓、苏子、藿香、半夏之类为佐。

泻臭秽者，宜从热治。以黄连为君，神曲、麦芽、陈皮、白术、茯苓、芍药、滑石、生甘草之类为佐。

泻清薄者，宜从寒治。以肉豆蔻为君，白术、苍术、厚朴、茯苓、肉桂、炙甘草、大枣、生姜之类为佐。

吐泻交作，手足转筋，乃肝胜脾也，为霍乱之极候。宜以木瓜为君，青皮、黄连、扁豆、芍药之类为佐，以制肝而养筋。又用大剂藿香以正其气，砂仁、木香以调其气，茯苓、苏子以顺其气。而手与足，亦须浸于冷水中，则其筋自然调畅矣。

吐泻之后，口干舌燥，引饮不休，小便短少者，津液亡也。宜用人参生脉散，加乌梅、酒炒黄柏、知母、生甘草之类。

吐泻之后，脾虚欲发慢惊者，必手足微搐，急以人参、白术水煎，加姜汁、竹沥，调下朱砂、礞石、胆星、半夏等末，亦可以弭患于未然。若已发慢惊，则不救矣。

惊 风

夫风者，一也。在大人则为中风，在小儿则为惊风。大人无惊，故止名之曰中；小儿易恐，且易惹风，故以惊名，而兼乎中也。惊之有慢有急，犹风之中腑中脏。急惊与中腑同，谓之阳症，而症俱在表；慢惊与中脏同，谓之阴症，而症俱在里。医者能辨其阴阳表里，而治之，斯可以无误矣。盖急惊之症，其身尝热，其眼尝开，手足跳跃，头项强直，痰涎壅盛，啼叫哭泣，烦躁不宁者，是也。慢惊之症，身尝不热，眼尝半开，手足微掣，精神倦怠，形体若呆，大便或泄者，是也。又有慢脾风者，手足不动，遍身皆冷，两眼尝合，不能啼哭，症而至此，无复加矣。慢惊甚于急惊，而脾惊甚于慢惊。病根固有浅深，而亦可以施治于万一之中。若因急惊而变慢惊，或因吐泻而生慢惊，则难治矣。因慢惊而成慢脾，或因吐泻而成慢脾，则不治矣。大抵惊属于心，风属于肝。心火动，故振跳而不可遏；肝风发，故搐搦而不自持。二经相助，其势必盛，心有余，故火炽而风益猛，是风从火出也；肝有余，则风狂而火益狂，是火临风炽也。风火齐发，故病可畏，此特以急惊言之耳。而慢惊、慢脾，又兼脾虚与寒，势若稍缓，而反深焉。然以其病之可生死者，而细分之，则各有所属，非谓止于心肝二经，而不入于他经也。是故不时吊眼者，惊入于肝；梦中咬牙者，惊入于肾；夜啼至晓者，惊入于小肠；喉中如锯者，惊入于大肠；面青下白者，惊入于胆；气喘吃水者，惊入于脾；不时干呕者，惊入于胃；梦中惊哭者，患在三焦，此皆可生之症也。至若爪黑者，为肝绝；泻黑血者，为心绝；日多盗汗者，为卫绝；忽作哑声者，为肺绝；咬人者，为骨绝；眼半开半合者，为肾绝；目鼻干黑者，为脾绝。惊风有此，其又可生耶。

药例

急惊属阳属热，其症在表，法宜凉泻。以茯神为君，麦冬、菖蒲、远志、灯心之类为佐以安心神，青皮、芍药、黄连之类以泻肝气，羌活、柴胡、薄荷、防风、荆芥之类以疏其风，半夏、胆星、姜汁、竹沥以治其痰。此治急惊煎剂之大略也。

慢惊属阴属寒，其症在里，法宜温补。其安心神抑肝气，疏风化痰之药，皆与急惊同。但加川乌、木香以温其里，更加人参、白术以补其虚。此治慢惊煎剂之大略也。

慢脾属大虚大寒，法宜温热大补。以附子为君，川乌、干姜、炙甘草之类为佐以温其里，人参、白术以补其虚，姜制半夏、姜制南星以治其痰。而安心神，抑肝疏风之剂，且勿用。此治慢脾之大略也。

急惊、慢惊、慢脾，非金石之药不能速效。今有一方，统治三症。用硝煅礞石一两，醋淬，蛇含石半两，朱砂半两，全蝎半两，姜制半夏一两，牛胆南星一两，茯神一两，猪心血晒干半两，麝香三钱，金箔一百片，银箔三百片，各为末，又共研极细，以僵蚕、牙皂、菖蒲、麦冬各等分，水煎成膏，拌前药为丸，如樱桃大，量儿大小加减。急惊为热，以黄连、薄荷、生甘草煎汤，加姜汁、竹沥，磨服；慢惊为寒，以熟附子、炙甘草煎汤，加姜汁、竹沥，磨服。每以一丸二丸为止。凡小儿一二三岁为惊风，十岁以上为癫，十岁以下为痫，不论大小，凡角弓反张，不能言语者为痓，宜皆以此治之。修合忌鸡、犬、妇人，及有丧服之人。药口收贮瓷器中，以蜡塞其口，勿令出气，用时随症口汤治之。此统治惊症之仙药也。

疳 症

小儿疳症，大抵多是过食甘甜胶腻之物，停积于脾，不能消化，久则变而为疳。疳者，甘也。脾喜甘，而凡味之甘者，皆属于脾。从病从甘，故曰疳。其症身体尝热，形容黄瘦，肚腹膨胀，小便如泔，毛发黄织，脸多白印，恶心欲吐，饮食不为肌肤，凡头面颈上，多生痒疮。而疳之大概，有如此者，皆脾之症也。脾先受病，传于他脏，故又有五疳之名焉。在心则为惊疳，在肝则为风疳，在脾则为滚疳，在肺则为气疳，在肾则为急疳。五疳分受五脏，而其为病亦未尽同。悉而言之，则浑身壮热，四肢无力，面黄脸赤，怕寒爱暖，口鼻干燥者，因惊蹼而成，所谓惊疳是也。摇头揉鼻，白膜缦眼，揩磨多泪，面有黑色，浑身疮癣，毛焦发竖者，因感风而成，所谓风疳是也。食物难消，爱吃泥土，腹大有筋，头发稀疏，喘急呵欠，无欢欲啼，痢多酸臭者，因伤食而成，所谓滚疳是也。多啼嗽逆，鼻颈生疮，昏昏爱睡，体瘦肠滑，四肢软弱，面色带白，泻脓吐血者，因伤气而成，所谓气疳是也。泻痢兼作，吐逆脱肛，身体壮热，手足偏冷，饮食不进者，病势已急，所谓急疳是也。五疳之症，惟急疳为难疗，以其肾气不足，土来克水故也。要而言之，总起于脾，脾土一虚，则不能生五脏之气，故其传变，至于如此。大法惟健脾、消积、杀虫而已。

药例

小儿十岁以上，疳劳壮热，形体羸瘦者，宜服鸡肉煎丸。宣黄连二两，银柴胡一两，芜荑半两，去皮川鹤虱半两，秦艽一两，知母一两，紫芩一两，使君子肉一两，共为末。以黄雌鸡一双，重斤许者，专以大麻子饲之，五六日后，去毛令净，于尾下开一孔，取出肚肠洗净，拭干，入前药末于内，以线缝之，用小甑先以黑豆铺甑底，厚三寸，安鸡在甑内，四旁以黑豆围裹，而上亦以黑豆盖之，亦厚三寸，自日出蒸至晚后，温冷，取鸡出，去腹中药及筋骨头翅，以净肉研，和得所，如干，入酒少许，为丸，如大麻子大，每服十丸；十五岁者，二十丸，以意加减，空心或临卧用麦冬汤送下。若小儿疳痨骨蒸，年十五岁以上，用酒送下，忌食猪肉。

小儿五疳，不长肌肉，不思饮食，日渐黄瘦者，并宜服芦荟丸。用芦荟一钱，芜荑一钱，去皮，青黛一钱，槟榔一钱，蝉壳二十个，宣黄连一钱，胡黄连半两，麝香少许，獖猪胆一个。共为末，以猪胆汁为丸，如大麻子大。每服五六七丸，十岁二三十丸，并用米饮汤送下。

小儿黄瘦，腹大，口臭，好食泥土，饮食不为肌肤，腹中尝痛者，宜服肥儿丸。胡黄连、神曲、麦芽各一两，使君子、木香各四钱，槟榔三个，芦荟七钱，肉豆蔻半两。共为末，黄米糊丸，如黍米大，姜汤送下。每服三十丸，量儿大小，加减用之。

小儿五疳、八痢，面黄肌瘦，头发作缕，好食泥土，不思饮食者，并宜服保童丸，大虾蟆一个，烧存性；皂角一挺，去皮核，烧存性；蛤粉二钱，水飞；麝香一钱，另研，共为末，黄米糊为丸，如麻子大。每服三十丸，米饮汤送下。

统治小儿疳症，取大虾蟆，不拘几个，放深缸内，取粪坑蛆虫，淘净，倒在内，任其自食，停五六日，待其泻出宿粪。每一个，将砂仁半两，捺入其腹，以线缝其口，倒挂阴干，炙脆为末。每末二两，使君子肉一两，白术一两，陈皮、山楂、麦芽、枳实、黄连、莱菔子各半两，神曲作糊为丸，如黍米大，白滚汤下一钱，或五六分，量儿大小加减，此统治诸疳之仙药也。

痘疹

小儿未生之前，积受胎中秽浊之毒，足十月而始生，五脏六腑，受毒已久，一时不能发泄，虽疮疖疥癣之类，未必非胎中所受，然亦毒之在皮肤间耳。而脏腑积蕴，全然未动，必待天行时气，运于下上，侵入人身，触发其根，而后向之所受于十月中者，一齐而起。一儿出痘，群儿随之，不论富贵贫贱，咸受一场之苦，改形易貌，轻重不齐，自幼至长，必生一次，故名之曰百岁疮焉。其未出之先，或时发惊悸者，心之症也。呵欠烦闷者，肝之症也。面燥腮赤，咳嗽喷嚏者，肺之症也、乍凉乍热，手足稍冷，而多睡者，脾之症也。惟肾在脏腑之下，不受秽浊，独无其症。若未发而先腰痛者，必其肾气不足，亦为毒所干，俗谓之折腰痘。痘虽未出，而可卜其不治矣。故当天时行出痘之际，须要爱惜保护，必倍于平时而后可。虽有可怒，不可惊吓；虽有可挞，不可赶击；虽有可责，不可骂詈；虽有暴热，不可解脱；虽有甘肥，不可多喂。盖惊吓，则儿必震惧而伤其心；赶击，则儿必倾跌而伤其肾；骂詈，则儿必忿闷而伤其肝；解脱，则儿必感邪而伤其肺；多喂，则儿必作泻而伤其脾。五脏受伤，血气已乱，而偶值出痘，必有变异，此非为父母者，有以致之耶。然五者之中，惟伤脾伤肾，尤为利害。伤脾则泻不止，痘必内缩；伤肾则血已凝，痘必变黑。内缩者，或可急补而克发之，变黑者必不能返之，而使红活也。故苟能调护，则重者庶可以变轻，不善养者，则轻者或反至于变重，甚哉！保婴之道，不可不知也。且以痘疹之朝数言之，二日三日之间，始见微微才出，如粟米大，或黍米大，或绿豆大，员似水珠，光泽明口朗朗而匀者，上也；若如蚬子成簇，壮热通手者，其口必繁，斯为下矣。四日五日之间，大小不一，根窠红润，累累坚实者，上也；若顶陷灰白，及软不坚者，其势必危，斯为下矣。六日七日之间，颗颗肥健，淡红光泽者，上也；若气促口渴，腹胀不宽者，其毒必太盛，斯为下矣。八日九日之间，充足肥满，色如苍蜡者，上也；若寒战闷乱，烦渴咬齿者，其毒必内攻，斯为下矣。十日十一日之间，当靥而不靥者，内气必虚也。十二日十三日之间，疮痂渐落，而瘢尤黯，或凹或凸者，气血未匀也。医者视其朝数之或近或远，毒气之或浅或深，正气之或亏或足，身体之或热或寒，病势之或轻或重，当随其症而加减之，不可执一定之方，而治多变之疾也。大抵痘未出，喜微热而微汗，痘既出，喜热渐退，而汗止。身热太甚，宜利小便，不可妄用发表之剂，一发表，则元气易散，必成斑烂。泄泻未止急补脾胃，不可妄投收涩之剂，一收涩则毒不出，必发腹胀。自始至终皆宜以解毒为主，而兼之以活血理气，终无误病之失。凡看痘疹，先看小儿之大小、壮怯。或婴孩一二三岁间，而形体瘦弱者，出痘虽稀，必须谨慎，纵毒气浅薄，而元气犹未足，使或卒患泄泻，亦令危殆。若十岁前后，形体长大，出痘虽多，苟无他症，亦无所妨，以其元气将实，足以胜之故也。设有痢疾、下血、惊风、伤寒等候，则不论痘之未出已出，儿之或大或小，总归于不治而已。不治之痘，人皆以归肾变黑者当之。故凡有黑色者，莫不指之曰肾经痘也。而不知痘疹之中，惟黑者最难识。若初出时，隐隐有黑点，自三四朝至六七朝，其黑色如故，不见红色，但如玄珠，而亦有光采者，名曰黑痘。不拘男女，如有此痘，必主非尝之贵，与归肾变黑者，不可同日而语也。盖归肾变黑者，初出非不红，至后反黑陷，医者又当识之。

药例

痘疹将出未出之际，身体壮热无汗，乃腠理密也，法宜疏解，以升麻、葛根起剂，佐以紫苏、柴胡、防风类以疏其表，连翘、白芷、天花粉、甘草之类，以解其毒，当归、川芎、红花以活其血，陈皮、枳壳、乌药以调其气，木通以行十二经络。此用药于未出之时则然也。

痘疹初出，一朝至四朝，若有微汗即去升麻、葛根、紫苏、柴胡、防风解表之剂，若无汗仍用紫苏、柴胡略带疏表，宜以白术起剂，佐以白芷、连翘、天花粉、甘草、当归、川芎、红花、陈皮、枳壳、乌药，以解其毒，活其血，匀其气而已矣。此用药于既出之后，则然也。

痘疹五朝至九朝，不用解毒之剂，宜以黄芪起剂，佐以白术、人参，以补其里，不用当归，但用川芎，以行血中之气，少加木香以助之，仍用白芷、连翘、天花粉、甘草以解其毒。若身热未解，宜以茯苓、木通清利小便。若或觉饱，仍用陈皮些少，以制人参；枳壳些少，以制黄芪。此用药于发浆之际，则然也。痘疹九朝至十三朝，疮已回尽，宜用八物汤起剂，加天花粉、连翘、木通之口。若有余热，少加芍药、黄芩，此用药于已回之口则然也。

已上皆太平痘疹，故用此药。

痘疹黑陷倒靥，乃必死之症也，而亦不可坐视。宜用无价散，以人猫猪犬四者之粪先晒干，至腊月辰日，烧灰，研细，用熟蜜作饼子，白滚汤磨服。一岁一字，二岁一钱，三岁二钱，以意加减，即时变为红活，无不神效。或用人牙烧灰，入麝香少许，共研极细，蜜作饼子，以温酒调下二三服。或用小猪尾尖血三四点，研入冰片少许，新水调下。

或用铁脚威灵仙一钱，炒为末，冰片一分，温水调服，取下疮痂，为效。

痘疹出不快，以蝉壳洗去土，晒干为末，每服一钱，温酒调下。若不善酒，以白滚汤送下。

痘疹浆不足，以人参、黄芪各二钱，炙甘草、白术各二钱，大枣五枚，肉桂五钱，用大米泔二盏，煎至半盏，温服。若回不快，即于此方中，去桂、甘草，加五味五分，煎服。

痘疹入眼，用白蒺藜炒、炙甘草、羌活、防风，等分为末，每服二钱，熟水调下。

或用黑狗耳，刺血滴入眼内，其疮自散。

痘疹眼内有云翳，用轻粉、黄丹等分，以竹筒吹入耳内，左眼有翳，吹右耳，右眼有翳，吹左耳，内翳即退。或用瓜蒂根半钱，蛇蜕、蝉蜕各二钱半，为细末。用羊肝一两，薄切数片，将药末一钱，揉匀，用纸包，线系之于淘米水内，悬煮令熟，去纸，临用汤下，日进二服。

痘疹不治有十

当靥不靥，或热不热，闷乱不宁，卧则哽气，寒战戛齿，大便泄泻，谵语不止者，一不治也。疮正出，而呕吐泻痢不止者，二不治也。大便下血，乳食不化，而脾虚者，三不治也。泻血，而疮烂无脓者，四不治也。大小便闭，目闭声哑，疮如灰色，无浆者，五不治也。面黑或臭，有黑气者，六不治也。口燥渴，小便涩，泄泻不食者，七不治也。面目闭暗，濛昧无魂者，八不治也。头面至胸，尽抓破碎，下半身虽好，或身热引饮不止，足冷至膝者，九不治也。

不光泽，不起发，根窠不红，腹胀气促者，十不治也。

痘疹忌触臭气者十四

腋下狐臭气，一也。沟渠浊恶气，二也。房中淫液气，三也。妇人经血气，四也。诸般血腥气，五也。酒醉荤腥气，六也。硫黄毒药气，七也。麝香臊秽气，八也。疫汗蒸湿气，九也。误烧头发灰气，十也。鱼骨诸臭气，十一也。葱蒜韭薤气，十二也。烹煎油腻气，十三也。坑厕尿粪气，十四也。凡此臭气，有犯之者，立见变异。慎之！慎之！出痘之家，必须多用胡荽捣汁，和酒各处喷之，门户墙壁，帏帐床榻，皆令喷过，甚能辟臭气，此第一件事也。

《药镜》目录

序 …………………………………………… 169

凡例 ………………………………………… 171

卷一 ………………………………………… 174

 温部 ……………………………………… 174

  人参（一） ………………………………… 174

  北沙参（二） ……………………………… 174

  黄芪（三） ………………………………… 175

  白术（四） ………………………………… 175

  熟地黄（五） ……………………………… 175

  当归（六） ………………………………… 175

  五味子（七） ……………………………… 176

  百部（八） ………………………………… 176

  远志（九） ………………………………… 176

  石菖蒲（十） ……………………………… 176

  藿香（十一） ……………………………… 177

  香附（十二） ……………………………… 177

  缩砂密（十三） …………………………… 177

  木香（十四） ……………………………… 177

肉豆蔻（十五）……178

白豆蔻（十六）……178

小茴香（十七）……178

草果（十八）……178

蓬莪茂（十九）……178

辣蓼（二十）……178

使君子（二十一）……179

谷精草（二十二）……179

生姜（二十三）……179

高良姜（二十四）……179

郁金（二十五）……179

姜黄（二十六）……180

麻黄（二十七）……180

紫苏叶（二十八）……180

川芎（二十九）……180

防风（三十）……180

荆芥（三十一）……181

薄荷（三十二）……181

藁本（三十三）……181

细辛（三十四）……181

白芷（三十五）……181

苍耳（三十六）……182

葱白（三十七）……182

秦艽（三十八）……182

香薷（三十九）……182

旋覆花（四十）……182

芫花（四十一）……183

半夏（四十二）……183

天南星（四十三）……183

苍术（四十四）……183

白芥子（四十五）……183

前胡（四十六）……183

白附子（四十七）……184

威灵仙（四十八）……184

莱菔（四十九）……184

蕺菜（五十）……184

豨莶（五十一）……184

胡首乌（五十二）……185

覆盆子（五十三）……185

骨碎补（五十四）……185

肉苁蓉（五十五）……185

仙茅（五十六）……185

巴戟天（五十七）……185

刺蒺藜（五十八）……186

胡芦巴（五十九）……186

续断（六十）……186

延胡索（六十一）……186

泽兰（六十二）……186

益母草（六十三）……187

艾叶（六十四）……187

韭菜（六十五）……187

红花（六十六）……187

三七（六十七）……187

白头翁（六十八）……187

百草霜（六十九）……188

刘寄奴（七十）……188

鼠黏子（七十一）……188

胡荽（七十二）……188

芝麻（七十三）……188

甘松（七十四）……188

土木鳖（七十五）……188

蔓荆子（七十六）……189

蕤仁（七十七）……189

辛夷（七十八）……189

款冬花（七十九）……189

杏仁（八十）……189

乌梅（八十一）……189

益智仁（八十二）……190

丁香（八十三）……190

沉香（八十四）……190

乌药（八十五）……190

陈皮（八十六）……190

青皮（八十七）……191

厚朴（八十八）……191

槟榔（八十九）……191

大腹皮（九十）……191

阿魏（九十一）……191

五加皮（九十二）……192

山茱萸（九十三）……192

杜仲（九十四）……192

宣木瓜（九十五）……192

龙脑香（九十六）……192

牙皂（九十七）……192

肥皂核（九十八）……193

赤柽木（九十九）……193

荔枝子（一百）……193

胡桃（一百一）……193

松香（一百二）……193

干漆（一百三）……193

芫荑（一百四）……194

橄榄（一百五）……194

谷蘖（一百六）……194

醋（一百七）……194

红曲（一百八）……194

糯米（一百九）……194

饴糖（一百十）……194

大麦芽（一百十一）……195

神曲（一百十二）……195

白扁豆（一百十三）……195

灵砂（一百十四）……195

硼砂（一百十五）……………………………195

炉甘石（一百十六）…………………………195

磁石（一百十七）……………………………195

雄黄（一百十八）……………………………196

赤石脂（一百十九）…………………………196

花蕊石（一百二十）…………………………196

硇砂（百二十一）……………………………196

紫石英（百二十二）…………………………196

发灰（百二十三）……………………………196

雀卵（百二十四）……………………………196

阿胶（百二十五）……………………………197

麝香（百二十六）……………………………197

霞天膏（百二十七）…………………………197

白马溺（百二十八）…………………………197

海螵蛸（百二十九）…………………………197

五灵脂（一百三十）…………………………197

白僵蚕（一百三十一）………………………198

全蝎（一百三十二）…………………………198

蜈蚣（一百三十三）…………………………198

卷二…………………………………………199

热部……………………………………199

黑附子（一）…………………………………199

干姜（二）……………………………………199

草豆蔻（三）…………………………………200

佛耳草（四）…………………………………200

破故纸（五）…………………… 200

牵牛（六）…………………… 200

大蒜（七）…………………… 201

肉桂（八）…………………… 201

桂枝（九）…………………… 201

吴茱萸（十）………………… 201

川椒（十一）………………… 202

巴豆（十二）………………… 202

酒（十三）…………………… 202

硫黄（十四）………………… 202

砒霜（十五）………………… 203

紫河车（十六）……………… 203

初生脐带（十七）…………… 203

人牙齿（十八）……………… 203

鹿茸（十九）………………… 203

鹿角（二十）………………… 203

虎骨（二十一）……………… 204

蟾酥（二十二）……………… 204

卷三……………………………… 205

平部…………………………… 205

甘草（一）…………………… 205

麦门冬（二）………………… 205

百合（三）…………………… 206

桔梗（四）…………………… 206

紫菀（五）…………………… 206

山药（六） …………………………………… 206

莲子（七） …………………………………… 206

芡实（八） …………………………………… 207

黄精（九） …………………………………… 207

丹参（十） …………………………………… 207

钩藤（十一） ………………………………… 207

牡丹皮（十二） ……………………………… 207

大小蓟（十三） ……………………………… 208

鳢肠（十四） ………………………………… 208

王不留行（十五） …………………………… 208

射干（十六） ………………………………… 208

天麻（十七） ………………………………… 208

甘菊（十八） ………………………………… 208

木贼草（十九） ……………………………… 209

决明子（二十） ……………………………… 209

独活（二十一） ……………………………… 209

羌活（二十二） ……………………………… 209

葛根（二十三） ……………………………… 209

白砂糖（二十四） …………………………… 210

蒲黄（二十五） ……………………………… 210

荆三棱（二十六） …………………………… 210

牛膝（二十七） ……………………………… 210

菟丝子（二十八） …………………………… 211

石斛（二十九） ……………………………… 211

萎蕤（三十） ………………………………… 211

石龙芮（三十一）……………………………………211

草薢（三十二）……………………………………211

白芨（三十三）……………………………………212

通草（三十四）……………………………………212

木通（三十五）……………………………………212

茵陈蒿（三十六）…………………………………212

防己（三十七）……………………………………212

土茯苓（三十八）…………………………………212

金银花（三十九）…………………………………212

燕脂（四十）………………………………………213

蓖麻子（四十一）…………………………………213

蒿麻子（四十二）…………………………………213

茯苓（四十三）……………………………………213

茯神（四十四）……………………………………214

琥珀（四十五）……………………………………214

柏子仁（四十六）…………………………………214

酸枣仁（四十七）…………………………………214

龙眼（四十八）……………………………………214

枸杞子（四十九）…………………………………215

女贞子（五十）……………………………………215

楮实（五十一）……………………………………215

枇杷叶（五十二）…………………………………215

枫香脂（五十三）…………………………………215

桑寄生（五十四）…………………………………215

密蒙花（五十五）…………………………………216

山楂（五十六） …… 216

苏木（五十七） …… 216

桃仁（五十八） …… 216

竹沥（五十九） …… 216

竹蠹屑（六十） …… 217

猪苓（六十一） …… 217

郁李仁（六十二） …… 217

棕榈炭（六十三） …… 217

柞树皮（六十四） …… 217

血竭（六十五） …… 217

粳米（六十六） …… 217

黑豆（六十七） …… 218

赤小豆（六十八） …… 218

胡麻（六十九） …… 218

麻仁（七十） …… 218

金银箔（七十一） …… 218

铜青（七十二） …… 218

礞石（七十三） …… 218

人乳（七十四） …… 219

乌骨鸡（七十五） …… 219

牛黄（七十六） …… 219

黄明胶（七十七） …… 219

龟板（七十八） …… 219

鳖甲（七十九） …… 219

蜂蜜（八十） …… 220

露蜂房（八十一） ……………………………… 220

五倍子（八十二） ……………………………… 220

龙骨（八十三） ………………………………… 220

蛇蜕（八十四） ………………………………… 220

卷四 …………………………………………… 221

寒部 …………………………………………… 221

大黄（一） ……………………………………… 221

车前子（二） …………………………………… 221

泽泻（三） ……………………………………… 222

葶苈（四） ……………………………………… 222

甘遂（五） ……………………………………… 222

瞿麦（六） ……………………………………… 222

瓜蒂（七） ……………………………………… 222

升麻（八） ……………………………………… 222

小柴胡（九） …………………………………… 223

贝母（十） ……………………………………… 223

天花粉（十一） ………………………………… 223

瓜楼仁（十二） ………………………………… 224

常山（十三） …………………………………… 224

芦根（十四） …………………………………… 224

藜芦（十五） …………………………………… 224

连翘（十六） …………………………………… 224

黄连（十七） …………………………………… 224

胡黄连（十八） ………………………………… 225

黄芩（十九） …………………………………… 225

知母（二十）……………………………………225

玄参（二十一）…………………………………225

芦荟（二十二）…………………………………226

灯心草（二十三）………………………………226

青蒿（二十四）…………………………………226

地肤子（二十五）………………………………226

天名精（二十六）………………………………226

山豆根（二十七）………………………………227

青黛（二十八）…………………………………227

兰草（二十九）…………………………………227

紫草（三十）……………………………………227

茜草（三十一）…………………………………227

白蔹（三十二）…………………………………227

茅根（三十三）…………………………………228

马鞭草（三十四）………………………………228

地榆（三十五）…………………………………228

芍药（三十六）…………………………………228

生地黄（三十七）………………………………229

天门冬（三十八）………………………………229

白鲜皮（三十九）………………………………229

马兜铃（四十）…………………………………229

龙胆（四十一）…………………………………229

夏枯草（四十二）………………………………230

大青（四十三）…………………………………230

蚤休（四十四）…………………………………230

马齿苋（四十五）……………………………………230

乌芋（四十六）………………………………………230

漏芦（四十七）………………………………………230

蒲公英（四十八）……………………………………231

苦参（四十九）………………………………………231

贯众（五十）…………………………………………231

紫背浮萍（五十一）…………………………………231

冬瓜（五十二）………………………………………231

天竺黄（五十三）……………………………………231

山栀（五十四）………………………………………232

茶茗（五十五）………………………………………232

柿（五十六）…………………………………………232

梨（五十七）…………………………………………232

孩儿茶（五十八）……………………………………232

八角茶（五十九）……………………………………233

竹茹（六十）…………………………………………233

竹叶（六十一）………………………………………233

桑白皮（六十二）……………………………………233

地骨皮（六十三）……………………………………233

黄柏（六十四）………………………………………234

枳实（六十五）………………………………………234

枳壳（六十六）………………………………………234

侧柏叶（六十七）……………………………………234

槐实（六十八）………………………………………234

椿白皮（六十九）……………………………………235

棟实（七十） …………………………………… 235

绿豆（七十一） ………………………………… 235

浮麦（七十二） ………………………………… 235

薏苡仁（七十三） ……………………………… 235

黄丹（七十四） ………………………………… 236

铁锈（七十五） ………………………………… 236

粉锡（七十六） ………………………………… 236

丹砂（七十七） ………………………………… 236

石膏（七十八） ………………………………… 236

滑石（七十九） ………………………………… 236

芒硝（八十） …………………………………… 237

玄明粉（八十一） ……………………………… 237

白矾（八十二） ………………………………… 237

绿矾（八十三） ………………………………… 237

青盐（八十四） ………………………………… 237

食盐（八十五） ………………………………… 237

童便（八十六） ………………………………… 238

人中白（八十七） ……………………………… 238

夜明砂（八十八） ……………………………… 238

犀角（八十九） ………………………………… 238

羚羊角（九十） ………………………………… 238

熊胆（九十一） ………………………………… 238

牛乳（九十二） ………………………………… 239

象牙末（九十三） ……………………………… 239

猪悬蹄（九十四） ……………………………… 239

牡鼠粪（九十五）……………………………………239

穿山甲（九十六）……………………………………239

蛤粉（九十七）………………………………………239

牡蛎（九十八）………………………………………240

蝉蜕（九十九）………………………………………240

蟾蜍（一百）…………………………………………240

真珠（一百一）………………………………………240

田螺汁（一百二）……………………………………240

斑蝥（一百三）………………………………………241

蜈螂（一百四）………………………………………241

白颈蚯蚓（一百五）…………………………………241

拾遗赋……………………………………………………241

附：疏原赋………………………………………………245

滋生赋……………………………………………………249

补遗………………………………………………………251

序

汉高祖约法三章，一訾号称宽恕，而首云杀人者死。迨后世，庸医杀人不坐，心窃怪之。嗟乎！药笼之旁，死汉相枕籍矣。或曰：医仅庸耳，其害胡至杀人。或曰：医操人命在刹那间，此何等神奇，才曰庸，已无容曰：更下一等。或曰：以庸故得末减为险为病，且与造畜蛊毒同科矣。都不具论。独念姬公制礼，特列疡科，其官凡五，隶于《天·官冢宰》。管夷吾行政亦用医术，于是良医医人，亲良相医国。古王者又尝建病坊，立医师也。医之为道，不綦重哉。顾医诊病，先稔药，病有源，药有性。知其性，劫剂亦可回生；不知其性，上药亦可致死。蒋子仪用，潜心探讨有年所矣。弘光之际，遁迹荒野，日与尝子馨逸稽古验今，赵咨迩订，品千百什种，而齐为温凉寒热四部。山羞齐而水泽地植齐而飞翔也。复晰温凉寒热四部，而别其为什百千种，同茎而别花实，均形而别香味也。额名曰《药镜》，彪炳为篇，清英在句，使庸医展卷，先易上口，然后究心。曩疱牺氏，教民末耜，而有《本草》；黄帝通变宜民，垂衣裳以治，而有《素问》；嗣后唐本、蜀本，亡虑充往往？如散钱百斛，塞破屋子，苦不得贯。是编行世，一屋散钱，尽归索子，以此面牺轩而质之可已。虽然天崩地裂，迥思昔日，此乾坤何等时乎？刀死、杖死、缢死、水火鼎锯死、血为海颓，且山也。人求病死乌可得？

蒋为？曰：否否。药性明而奉牺轩之教者，即未必户长桑而家俞跗，要将无悉长桑、俞跗之徒也。长桑、俞跗之徒比屋是，而人鲜病死矣。扩而充之岂弟而君宽，仁而吏慈、惠而将帅出焉？我安见佐使君臣，仅在药笼。凡夫病死而外，刀死、杖死、缢死、水火鼎锯死之中，不又自有长桑、俞跗之徒也乎？唐陆忠宣公暇时辄录古药书，良方不靳，良相手供良医蓝本。蒋子才不遇世，念切救时，出其日胆日心，拯一世之土肝石肺，宁纸费、无人费，两间生气且蒸蒸从方册中氤氲而起，殆又以良医语为良相发嚆矢矣，此其功胡渠出忠宣公下？不然，今天下杀人不坐罪，又证止距庸医也哉。噫！此又蒋子品晰药性之隐念也。

顺治乙酉中秋日砚亭居士支如增撰。

凡　例

是编大义，悉遵古人。间有删补，则属金沙秘法。博收精采，余盖留心数年。至协韵谐声，务文约义全，易于记诵。《医镜》之镌，骈车海内。今梓药性，仍以镜名。敢云鉴物至清，亦以壁合前书云尔。

编分四卷，首温，次热，次平、次寒，义方四令。其中草木昆虫、金珠砂石之类，亦鱼贯雁行，次序不紊。更著拾遗、疏原、滋生等赋，譬十二气立不齐，通于置润，以为垂远无敌之纪律也。计《本经》所载，并海外奇方，种类浩繁。今特简治疗之必不可缺者，稽疑核实，翻覆加详而后已。

采药期在春秋二仲。春初始萌，枝柔叶短，津润未散，淳浓在内。至秋风飒飒，枝叶干枯，津液归流下体。大抵春采采先，秋采采末，花实茎叶，各欲得其嫩熟之候。孙思邈云：古人自解采取，阴干曝干如法。远方来者，必求道地，是以十疗九瘳。今人采取，气候茫然，至于南北地宜，新陈真赝，悉凭市贩，眼无真识，所以十不五效也。

凡药之在土者，中半以上为根，其气上行，病在上中二焦者用之；中半以下为梢，其气下行，病在下焦者用之。药之出土者，中半以上为苗，其气味上升；中半以下为身为干，其气味中守、下达咸宜，贵乎因病酌用，弗悖阴阳而已。

药宜预蓄，时当淳晏。城市安居，旦暮亟需，求之必得。万一村居风雨，或窜处遐荒，卒有奇疴，命悬呼吸。三年之艾，用在一朝，仁人君子，能不思有备无患料，理在先乎，更有说焉，狼毒、枳实、橘皮、半夏、麻黄、吴茱萸，此陶隐居所谓六陈也，他如大黄、木贼、荆芥、芫花、槐花、香薷之类，亦须陈者。

药味有咸苦酸辛甘淡，气有寒热温凉，及入脏入腑，血分气分，宜丸宜散，宜水煮，宜盐炒，宜面煨，宜生咀，宜火煅，宜酥炙，宜渍酒，宜熬膏，煎制老嫩，亦有一物几制，亦有宜隔汤火，不着铜铁。利药欲生，少水而多取；补药欲熟，多水而少取。古人立方，种种有法；名公新制，容有奇中，大约草木根苗，九月以前，采宜曝干；十月以后，采宜阴干。质硬而顽者，宜熬膏；性柔而润者，宜末服。

伤寒用药，严如定律；非同杂病，略可圆通。盖表症不可用里药，里症不可用表药，半表半里症不可用表药里药。故良医之治伤寒，如隆万以前场屋中主师定元，一字一句不入彀者，决不入选，而杂病治法，便如经魁亚魁，偏锋正锋，无所不宜，要得题之肯綮而已。

药有君臣佐使，共成宣摄合和之妙。宜一君二臣、三佐五使，又可一君二臣九佐使。宣者，君行意也。摄者，臣行令而统摄佐使，无不奉行君意，乃始或其合和。其间阴阳配合，子母相生，兄弟协和。有一物而根茎花叶、苗实皮骨可单行者，可相须而行者；又有异物而相刑、相需、相使、相畏、相恶、相反、相杀之不同科者。凡此七情合和之，当用相须、相使，而相恶、相反者所宜忌用，然又不尽尔也。若有毒宜制，有坚宜攻，有隔宜通，不妨径用相畏、相杀之药，如星家所谓取克我者为用神，其效倍捷，不尔则必杀人。黥布彭越为我部曲，非高帝胆识，未便轻用。

毒药疗病，用如粟许，病去既止，不去倍之，不去十之，去病为度。至如胎骨胞衣，及炮炙生命，我固欲生，彼宁甘死？纵弭救一时，嗣后必遭奇祸。医道至仁，所宜亟戒。

病在胸膈以上，先食而后服药。病在心腹以下，先服药而后食。病在四肢血脉，宜空腹而药之于旦。病在骨髓，宜饱满而药之于夜。胃脘食胀者，服药之后，宜熨热物。肺经咳嗽者，宜乘熟睡，唤醒随呷。东垣服药活法，病在上不厌频而少，病在下不厌顿而多。少服则滋荣于上，多服刚峻补于下。又下药之具，有宜酒宜饮、宜水宜冷、宜热宜温之殊。如解毒之药，服宜微冷，热则使毒气反盛。凡分载服三服者，要视人禀气强弱，病势轻重，以为进退加减，期药之力与病相及而已。

修合丸散，宜在五月上辰、端午腊日并腊月晦日前三两日，久而不暍也。若仙方救急之药，须是甲子日阳时合之方灵。如天冬、地黄滋润之品，宜刨曝独捣令细。若逢阴雨以微火烘之既燥，候冷乃捣。凡烘湿药使燥，皆大耗。当先增分两，待筛末后称，乃为得法。投汤酒中者，不须如此。又曝湿药，置盆水上反易干。

论药诸书，无虑充栋，但能述其功效，而不究其所以奏功之故。是编目例嗣出备载经络之归、炮制之法、选辨之正、名谓异同之义，及有毒、无毒、微毒、大毒，相使、相反、相畏、相恶，一一分疏，于本文衹发，明其治病因由，针锋相对，不爽锱铢而已。学人披览，如觌金膏。

嘉善蒋仪用述

卷 一

温 部

人参（一）

甘而微苦、温而微寒，气味轻升，功力浩大。助群药于力不足之处，回元气于无何有之乡。气虚者入剂补脾。血虚者量为加减。破坚积解惊痫，托不起之痈疽，活灰白之痘疹。难产之虚胎立下。内伤之劳热顿凉。虚热虚寒无分表里，生津生力，不辨阴阳。浸蜂蜜用润肠枯，渍人乳还荣血脉。茯苓是领导虚闭之淋癃。升麻以君引陷伏之阳气，少服反滞，多服乃通。脾胃虚寒，胀而不食，斯为要药。肺肝热胀，嗽而作喘，用则违条。仲景云，汗后身热亡血而脉沉迟，下痢身凉，血虚而脉微弱者，并宜投也。

北沙参（二）

生心血能止悸惊，养肝气更除㿗疝，清痰嗽而痰浓最当；益肺气而肺热尤宜；治血风瘙痒之疮，酒焙多效；攻丹田痛结之便，盐炒通神。岂非补脏之灵苗，养阴之仙药也与。夫人参专补脾胃元气，因而益肺与肾，故内伤元气者宜之。沙参专补肺气，因而益脾与肾，故金受火克以致久咳者宜之。一补阳而生阴，一补阴而制阳，不可不辨。

黄芪（三）

托疮疡，排脓止痛，助脾胃，理湿调中，消渴能医，则泻火退热，眩运可治，斯敛汗去烦，壮气弱者，暑毒之侵，捍表虚者赋风之犯，癞而皮脱，苦参是我良朋，风而口噤，防风可为伙伴，劳热劳伤深得当实实痰实喘未相宜。发汗生加，蜜炙止汗。里者忌服，恐升气于表而里愈虚。表邪者勿施，恐益邪于皮而表不发。古云防风能制黄耆芪，黄芪得防风其功愈大，盖相畏而相使也。

白术（四）

白术之为性也，惟其纳食所以止吐，胃脾之功臣。惟其行痰所以饮汗，湿热之苫幂，谓扫除也。利小便而肿退，实大腑而泻停。安妊佐以黄芩，消痞君之枳实，气实喘促，脾虚而无湿邪者，宜勿用也。血滞津枯，风寒兼湿而成痹者，可任投之。痘家毒盛尿多，切须禁忌，若见水泡之症，用麻黄根汁浸透焙干，取其达表以利水道也。

熟地黄（五）

补损伤之血，填作耗之精，伤寒后胫股发疼，新产后脐腹最痛，欲令五藏充实，是为良齐也。温寒小异于生地，滋补弗殊于奏功，古方避铁器同杵，白发因萝卜合食，又其性腻，闻砂仁之香则窜矣。能调五脏冲和之气归宿丹田，故尺脉微者桂附宜偕，尽脉旺者，蘖知同剂。

当归（六）

身守中养血，头止血上行，尾足破血下流，全活血不走，气温而味带辛甘，随所引而各至焉。血实血虚大用，气壅肠滑少加。抑又闻之，归芍合则养中带敛归芎合则养中兼行，归芪并则养中兼补，归术并则养中兼生，配以生地芩连而血凉，配以棱术姜桂而血破，佐以地榆乌梅而血止，佐以蒲黄山栀而血清。痘家内热煎熬，以致血枯便结者，玄明粉内加大把之当归则血生，血生则大肠自润。

五味子（七）

救肺金于夏，救肾水于衰龄。久嗽肺嘶，虚烦口渴，是功首也，降气盛而能下，所以泻丙火而补庚金，续气短而令长，所以足元神而补五脏，宜兼用于虚痰盗汗，勿单施于肺热血疴，多服之反成虚热者，岂非收补之功，或骤也哉。火嗽忌用寒凉，须藉其酸以敛尔。止霍乱与泻痢，消水肿之腹胀。冬月咳嗽，盖为肺寒，肉桂干姜是其良友。夏时神力困乏气不足也，参芪黄柏麦门冬者，作彼同谋。另有一种色黄稍重辛甘，能散肺邪消酒毒。

百部（八）

散肺热而降气逆，定咳嗽而杀诸虫，传尸骨蒸，饵之霍然。盖百部、天冬，并治肺病，但百部温而不寒，寒嗽相宜；天冬寒而不热，热嗽应投，此为异耳。

远志（九）

消痰利气，驱惕镇惊，益肾水又利膀胱，上通心志而善忘以治，养心血因生智慧，下与肾交而强志以全。其苗叶名小草，仅治遗精，盖利小便者尔。

石菖蒲（十）

开心孔，九窍弘通，声音清亮，聪耳聋，鼻塞宣畅，松豁头风，宽女子郁怀，长男人之慧思，腹疼或走者见效，胎摇欲产者即安，遭鬼击而神愦，生调之汁急灌。因痢下而噤和米饮之汤。手足湿痹而不仁者，可使屈伸。痈疽诸肿之骤发者，能令消散。燥烈或于目赤有妨，芬芳能使精枯尤耗，辟山岚之瘴气，医寒湿之发店。

藿香（十一）

开胃以助脾，理肺以快气，止嗅暑秽之痛呕，疗感山岚而寒热。芬芳堪敌口臭，燥热以致结阳。得砂仁与炒盐，平中恶之霍乱；加丁香与滑石，止吐泻于炎天。

香附（十二）

理气而郁痰开，温胃而宿食化，暖膀胱之冷气则汁炒宜姜，散胸内之热氛则酸炒宜醋。湿气盘于腰肾则寒炒宜便。滞气瘀于血中则热炒宜酒。消坚积之痞气者，则咸炒宜盐也。老人多溺益智同攻。妇人鼻塞耳聋，芎归互剂，炒黑者直透子宫。止崩漏而凝滞以决，生用者引之血分，兼调气而新血以生。气郁吐红，童便调下。疝胀痛，海藻酒煎。同乌药，同甘草，盐汤和服，治心腹之刺疼。夹半夏与白矾，姜汁面丸治停痰之宿饮。

缩砂蜜（十三）

温脾胃而寒气散，磨食积而泻痢平，安胎气而呕吐止，祛秽气而霍乱宁。血虚多服，助火添痰，气虚多服，闭成胀发。问所与偕，理肺气者白豆蔻，补脾者益人参，清肾者茯苓、黄柏。行大肠、行小肠者，赤石脂、白石脂，佐以食盐，泡汤冷饮，干霍乱可平也。萝卜汁浸，焙干饿服，因痰气而作胀者可疗也。连皮炒黑，热酒调下，此又子痫昏冒之仙方也。

木香（十四）

苦入心、辛入肺，芬芳入脾。气逆痰壅，皆属于肺，故上焦气滞当用。中气停积，皆属于脾，故中焦气滞应投。大肠气结则后重，膀胱气阴则癃淋，肝气怫郁则作痛，故下焦气滞相宜。戒投于心痛属火，用夹黄连防其走泄，禁用于肺虚有热，生磨入药奏功尤易。总之是降气定痛，敌寒胜湿之剂。补遗以为行肝气者，盖谓心乃一身之主，惟心能帅气则肺气调，肺气调则金能制木，而肝火自伏实，心之行乎，肝气非肝气之自行也。

肉豆蔻（十五）

积寒久泻以攻，伤食吐逆能治，专消肉积，亦妥脾家。脾得温而运化则漏下除。肺得辛而气展则淡渗。施五痔效及，止霍乱不难。八痢功全，涩积滞甚易。独磨为末，枣肉丸糖汤下，立时开胃进餐。佐以木香枣肉丸，米饮下，顷刻挽回久泻。

白豆蔻（十六）

益元阳，冷痛胃家亟去。消眼赤，气凝肺管能开。疗反胃而祛痰，进饮食而下积。故恶心吐食者，胃寒也，温酒下嚼三枚。小儿吐乳者，亦胃寒也，甘草砂仁末子。

小茴香（十七）

开胃口寒痰之噎膈，散膀胱冷疝之冲心。调中而霍乱以平，止呕而诸痿立起，破臭气入两少阴，利小便止诸腹痛。盖辛温而快脾，宜多防其耗气。另有一种八角茴香，气味稍厚，功用略同。

草果（十八）

寒胀能消，定气滞之霍乱，脾积可导，攻痎疟之湿寒，散湿最神。大伤元气，与知母同用，治瘴疟寒热，盖草果，治太阴独胜之寒，知母治阳明独胜之火，阴阳相济和平无欹矣。

蓬莪茂（十九）

破气中之血而导结积停经，疗心腹之疼而定奔霍豚乱。先入血因醋炒，先入气以火炮。性猛活像三棱，补药同行两便。

辣蓼（二十）

味极辛，性极扬。辛则暖胃进食，扬则聪耳明眸。气归鼻舌，从肾走肝至足，透入骨髓。三冬足冷阳回，发冬藏之闭密，为甲胆之运用，水滞四肢自能甲巳合化，木强二月反令肝助胃伤。另有一种名水蓼者，汁疗蛇伤，将脚能消气肿，水红其子也，单治瘰疬。

使君子（二十一）

健脾而化乳停，开胃而散湿热，故疳积消而便浊者能清，泻痢诸虫总除却也。米饮调成，治儿科蛔痛之流涎，蜜炙为末，治婴孺面浮而囊肿。

谷精草（二十二）

散心火相火之交扇而喉痹宽，和胃家风火之上冲而齿痛愈。鼻衄不止，下以熟面之汤。翳膜目中，副以防风之剂。调和罗匡之白面，摊贴偏正之头风。包扎羯羖之原肝，煮药鸡盲之孩子。痘后目衣隐涩泪出，同蛤粉等分，蘸食猪肝。婴儿中暑吐泻渴烦，须存性煅灰，米汤冷下。

生姜（二十三）

止呕吐，不分乎冷热，定喘嗽，独效乎风痰，通鼻塞于发热发寒，疗头疼于中寒中暑。制半夏而解毒，佐大枣以厚肠。去皮则守中而热存，留皮则行表而热散。然姜本治寒，而又能治火何也，盖制炒芩连每拌姜汁，以姜性辛热使热从而受之，所以苦寒之剂因其从而杀其热也。

高良姜（二十四）

敌寒气吐逆之疴，下心痛攻冲之气，转心筋霍乱酒毒兼镕。是姜亦结子，人称红豆蔻，味辛性热，其气芬芳，温肺醒脾且疏噎膈，散寒燥湿，更裨肠虚。

郁金（二十五）

调逆气而止心痛，行瘀血而抹金疮，血溺血淋并舒郁结。臣以明矾，顽痰能化，故同末服而醒癫痫也。

姜黄（二十六）

汇汇热，以其苦也；散结以其辛也。故主血分之坚积，下气能兼，又主气结之臂疼，散痈尤善。

麻黄（二十七）

去荣内之寒邪，泄卫中之风热。发表去节，敛汗连根节在内也。寒邪郁于肺经而咳逆者，宜咀。春深夏月秋初寒或传于腠理者，禁用。厚朴为使，表实能泻，气闭以疏。花粉相和痈乳能消，乳汁顿下。佐独活以瘳脚气。臣甘菊以亮目昏，蓓蕾之痈疽。行凉药内，用此即消水衿之寒颤。疏风散中，投之即止，痘家红紫稠密，皮厚不快者，内托解毒之剂，量人加入，自然稀朗。

紫苏叶（二十八）

可疏风，专治四时感冒。梗偏下气，尤除五内虚膨，化食清痰安胎开胃。欲温中止痛，则藿香乌药以先锋，欲湿散暑清，则厚朴木瓜为行伍。得独活与苍术而脚气兼除。同白芷与石膏而口臭并息。发表则麻黄可比，而弱症，宜避用也。其子润肺滋心，故能宁静咳逆，疏利浓痰。

川芎（二十九）

助清阳以止头疼，行血海以疏经滞，排风以燥湿，安妊又催生，理有中气以定诸疼，故曰血中气药。散暴寒以动火邪，故云久服暴亡。杏仁汁制，以痘家血不活者，能使之活。盖芎以行表、杏以润燥。痘之黑陷烂者，切勿误投。形小者抚芎，力专开郁。更有说诸经头痛不同引药各宜分别，太阳羌活、阳明白芷、少阳柴胡、太阴苍术、厥阴吴茱萸、少阴细辛是也。

防风（三十）

泻肺邪而升胃气，疗风湿而理目疼。同甘草麻黄，治风寒未曾发汗。伴黄芪芍药能实表而止汗流，润大肠也，更定眩运之头颅，开郁结也。亦疗酸疼之肢节。续命汤用除口眼歪斜。通圣散用去周身湿热。夫风在血分则与当归，风在气分则与白术。

荆芥（三十一）

辛香而邪辟，湿苦而散瘿。行胸膈积血之凝，清肠胃瘀血。散乎风邪而头痛止，疏乎血热而目暗除。妇人血风血运，小儿风疹瘫疮，阳明热病与白颈蚯蚓，捣汁酒吞。口眼歪斜以等分薄荷熬膏频服。酒调穗末，产后中风而口噤立甦。童便煎服，产后迷闷而鼻衄并醒，盖皮里膜外之风荆芥主之，非若防风之入骨与肉也。

薄荷（三十二）

发汗于头脑，清肿于目喉，丈夫虚热无干，小儿风涎有益，失音痰塞中风之疴，肺热咳嗽阴虚之症所兼治也。

藁本（三十三）

上行治风，理太阳巅顶之寒痛；下行治湿，疗妇人阴内之肿疼。

细辛（三十四）

解少阴合病之首痛。在里温中，散三阳数变之风邪。上部得力，齿因胃火而痛，石膏并清。目因肝热而疼，决明偕效。肺气赖以宣畅，味以辛而入肺也，渗下不失其官，利水道而下行也。通耳窍疏便濇，且润肾燥。去内寒，散浮热，而补胆虚。疗肢挛之与喉痹，医口臭之与血闭。只宜寒病，火症则非所该也。若或单服其末，恐有补肝闭气之虞。

白芷（三十五）

治头风之株目泪出，消痈肿而止痛排脓。阳明分之头疼，燥痒皮肤并愈。漏下色之赤白，阴肿血闭齐攻。胜湿者风，泄风者汗，得天麻与僵蚕也，头面之风痰以逐。得芩连与苍术也，表里湿热以驱。去腐烂以生肌，用之为内托之散。拨歪斜于口眼，咀之为续命之汤。

苍耳（三十六）

上达顶脑，兼能发汗。子焙香而酒浸，头风、脑漏、风寒湿痹云平。末阴干其嫩苗，血风攻脑、头旋闷绝顿甦。

葱白（三十七）

头发表通中，伤风头痛，浓为汁而瀹以川芎，能安下血胎摇，及病痛抢心危笃。贴诸脐而烘以熨斗，能救阴毒腹痛，与厥逆卵缩唇青。煨热罨金疮，扑伤出血立止，炒热熨少腹，小便闭胀旋通，捣烂配盐，解蛇虫之伤毒。研匀椒和，湿热之肿风。葱实主目明，葱汁主血溺。

秦艽（三十八）

主骨蒸及养穴而荣筋也。攻黄疸兼肠风而泻血也。祛风热而平牙根之肿痛并口内疮毒。利小水而去风寒之湿痹及肢节痛疼。正口眼之歪斜，资脱肛之痔漏。

香薷（三十九）

口得之，则郁火散而臭息。肺得之，则清化行而热消。同参术茯苓木瓜，捷驱水肿。同厚朴黄连扁豆，顿解暑烦。霍乱吐泻之灵苗，调胃和中之仙草。血犁舌上，一味单煎。鼻衄不休，捣汁水咽。惟乘凉饮冷，阴邪闭遏清阳而患头痛、恶寒、发热等症者，此能发越阳气，散水和脾劳役丧之人，病由内伤，必须清暑益气，人参白虎等剂，以泻火益元，则庶几可耳。

旋覆花（四十）

专理风气水湿，而解胸胁之结痰，亦治心下痞坚而愈目中眵䁾。

芫花（四十一）

辛苦，胀蛊能消，利水泻湿，化痰咳唾。

半夏（四十二）

和泄泻恶心，令人进食，起四肢沉重，去彼酸疼，惯扫脾胃寒湿之痰，亦助心肾血虚之火，痰厥头疼之利器自汗烦渴之毒媒。勿施于肺热阴虚咯衄诸血，忌用于胃气虚弱、脾阴不周。火痰黑、老痰胶，须加芩连瓜蒌海粉。寒痰清、湿痰白，须加姜附苍术陈皮。风痰猝中昏迷，要入皂荚天南星。痰核延生肿突，要入竹沥白芥子。俗嫌半夏性燥，易以贝母，殊不思贝母入肺，半夏乃走脾胃，何可代也。

天南星（四十三）

主风痰，辛而不守。半夏治湿痰，辛而能降。下气利膈而消痈肿，散瘀坠胎而破坚积。可施于真中风牙关紧闭，并敷刀剑金疮。亦可疗破伤风口噤身僵，兼抹蛇虫毒螫。黄柏引以下行，牛胆制其刚燥，且牛胆者益肝镇惊之药也，儿科良剂有余之痰，南星治之；不足之痰，胆星能疗。

苍术（四十四）

燥脾土以去湿，补中焦以进餐，辟瘴气于山岚。功居发汗，逐温疫与痎疟，效在消痰。

白芥子（四十五）

除皮里膜外之寒痰，疏胸前胁下之冷气，脾醒酒解，妙似葛花嗽止湿行，效同姜汁下走则直却肾邪，上行则速开鼻窍。

前胡（四十六）

风痰之痞结，清热嗽之失音。咳嗽喘逆，火盛咽疼，盖风伤乎肺经也，惟此甘辛可解。头痛、恶寒、身热、骨疼，盖寒贼乎膀胱也，辛温惟尔能宁。小儿疳热，大人痰热，脾经之湿也，清理推兹。胎娠寒热，疮肿发热，邪之郁于肌表也，是能疏散。痘家用之者，取其气寒，以平胸次无形之热毒。取其味苦，以泄膈中有形之实痰。柴胡入少阳厥阴。前胡入太阳太阴。假如伤寒初起，当用前胡以散表邪。若误用柴胡则苦寒之性必引邪入少阳矣。惟是邪在半表半里，当用柴胡以清肌热而或误用前胡则汗多表虚亡阳，可立而待矣。

白附子（四十七）

入肺以治风痰，而小儿急惊自止。入脾以治皮肤，而汗斑疥癣精光。风寒、痰壅心经则作痛，寒湿邪伤血分则血痹。辛胜湿、温胜寒，故主面上百病，而上行药势也。

威灵仙（四十八）

去胸膈涎痰而宣通五脏，治腰膝风湿而管摄诸风。脚气入腹而胀闷喘急者，温酒而剂之。飞丝缠阴而肿痛欲断者，汁可捣而浸洗。专下皮肤内水化之风痛，更可涤膀胱中湿积之宿脓者也。

莱菔（四十九）

辛冷在生，捣汁磨墨，吐血堪医。甘温在熟，下气利膈，消痰化谷。生用则升，升则发疮疹。熟用则降，降则发后重。衣裳污血，揉洗亡痕。杵烂醋调，疮减毒。研匀频换，抹汤火而生凉。子散风痰，定喘嗽而消面，去膨胀，除蛊毒，散积垢。

蕺菜（五十）

理热痰于肺内，故与陈年芥菜卤，同奏寒肺痈之功，兼清湿热于大肠，故煎新茎叶洗熏，立止痔疮之痛。

豨莶（五十一）

补元祛湿，明目乌须。展风痹麻木不仁，助脚膝酸疼之无力。热蠱烦满，偏枯不遂，皆最效也。单用一味，蒸晒如法，蜜丸酒下神妙无双。本经云脾肾两虚、阴血不足，病不因于外来者，不可纵饵。

何首乌（五十二）

豁头面之风气及皮肤燥痒，消瘰散痈，扶腰膝之软弱并筋骨酸疼，长肌明眼。生精补血而乌发乌须。暖胃湿脾而除崩止漏。截疟疾，医所不知。止肾泄，书犹未载。佐白芷能止发痒痘疮。君寄生驱风疾之作痛。制用温肾补肝，敛收精气，生服润推燥粪，可代大黄。风疮疥癣作痒，茎叶煎汤洗效。

覆盆子（五十三）

益肾添精，中年无子之神药。补肝明目，女人求嗣之药方。小便数频，服之寡溺。

骨碎补（五十四）

添精坚骨，去风毒之发痛。入血行伤，疗下寒而上热。青盐、槐角拌擦牙根，能令齿固。火炮乘热，耳聋塞治，耳闭兼开。包猪肾而煨酥，治肾虚之久泻。屑虚骨而酒下，起痢后之痿疲。盖肾主二便久泻、肾虚，不可专从脾胃也。

肉苁蓉（五十五）

壮阳益精，男子阳衰复举，强阴养血妇人阴绝重胎。补助过隆反能动火。大便脾泄不可误投。

仙茅（五十六）

入命门而扶衰火，则虚损劳伤，阳道痿弱之仙方也。补相火以助君火，则通神强记，长精明目之圣药也。脾虚腹冷不能食者，得其气之温而运化自健。腰足挛痹不能行者，得其味之辛而步履如常。

巴戟天（五十七）

添精而筋骨强，散邪而五藏妥，盖五藏之劳，肾为之主也。下气则火降,火降则水升,故肾气滋长而诸虚自退,祛阴疝以平小腹之引痛,并及白浊梦遗。补血海以除头面之游风,更使志增气益。

刺蒺藜（五十八）

散恶血也,破症结也。喉痹乳难,头疮阴溃之妙药也。叶治风痒,可煮汤而沐浴也。至如沙苑蒺藜则又味甘微腥,以其入肾益精,故主长肌明目而兼遗沥。以其止烦下气,故治咳逆伤肺而及肺痿。

胡芦巴（五十九）

达膀胱而冷逐,攻疝气而痛消。若夫面色白而如锡箔之死样者,肾蓄虚寒也,从参附而改容。腹膨胀而若脬球之吹气者,阴气下喧也,倚茴桂而息警。

续断（六十）

治劳伤精竭于阳道之痿,扶胎产血漏于子宫之寒。治腰疼能去风寒痹湿,续筋骨何愁跌仆损伤。血尿、血崩,止之既胜。滞血、死血,行之又良。乳痈、瘰疬殊功,肠风、痔瘘立效。与女贞同,缩小便之频数。与山药并,固精滑与梦遗。

延胡索（六十一）

破癥瘕之结聚,止心腹之刺疼,调月水于胎前,清血运于产后。醋炒血止,酒炒血行。和血用炒,破血用生。蓄血瘀滞,因而小便尿血者,朴硝为佐,水煮晨吞。坠落车马,致使筋骨疼痛者,豆酒和调,每日二服。

泽兰（六十二）

芬芳而脾气舒,三焦通利。辛温而肝气,荣卫流行。产后虚劳,赖之养血。胎前怯弱,用以调经。行血而不排推,养血而无腻滞,所以为产科圣药。解头风之目痛,疏肢体之浮肿,所以为血家良剂。

益母草（六十三）

行血而新不伤，养血而瘀不滞，煎汤浴癞疹发痒自停。热血贯瞳仁，凉药济用。童便与酒同煎，临产用之必佳。子名茺蔚，明目益精，下腹中死孕及止痛安胎，理产后血壅并热入血室。能清凉其肝火，故血逆者下行，虽辛散而润滋，故水气为除去。

艾叶（六十四）

能温中，开郁气，治带下。兼湿除而又安肝脾止久痢。能使子宫虚寒者受胎，和气血除漏崩且令月事寒愆者渐准。用其寒则生取捣汁，而理吐衄与血伤。用其热则熟投醋炒，而熨风寒于怀娠。

韭菜（六十五）

清湿火，利小便。生则导瘀散郁，熟则和中益肝，故能去五藏之结胶，降胃脘之痰热。其根捣汁下膈中血脉之瘀。其子壮阳，医白浊梦泄之症。素问曰，足厥阴病则遗尿，思想无穷，房劳太甚，发为筋痿，或为男浊女带。韭子能入厥阴，补肝及命门之不足，命门者藏精之府，故同治云。

红花（六十六）

通行滞血于周身，必须多服。资养寸心新血，在乎少尝。下胎死于腹中，产前圣药。疗口噤而血运在，既产仙丹。捣苗梗敷游毒殊功。夹胭脂滴聍耳猝效。

三七（六十七）

跌扑杖伤，捣敷即愈。痢崩吐衄，末服旋瘳。临杖预吞，血不冲上。产后呕茹，下自走瘀。

白头翁（六十八）

散热而血凉，行瘀而泄下，既治热毒之血痢也，又医阴疝并鼻衄焉。

百草霜（六十九）

清积下食，止血散瘀。伏龙肝与棕灰，胎动下血者，服此无危。童便、醋并白芷，产后崩带者，吞之即止。

刘寄奴（七十）

治心腹之刺痛，而下气固速。破经产之瘀血而金疮最神。骨碎补、延胡索同煎，治折伤血积。空心时，末二钱茶下，治大小便红。疮肿因于进风，掺末最妙。汤火所伤肌肉，捣傅偏佳。

鼠黏子（七十一）

消痘疹之毒而胎中淫火能降。利咽痛之喉而膈上风痰可去。宣腰膝凝滞之血，有达表润肌之勋。梗、麻黄，取汗煮服，天花迟发，眉捷奏功。

胡荽（七十二）

味辛悦肺，故使少腹气通。温性快脾，故能散疹齐痘。止头疼而除肢热，消谷食而利二便。泡食同茶则窍通毒解，渍吞配酒，则血散神伤。其子煎油秃疮可。酒煎喷痘，红润堪奇。

芝麻（七十三）

行风气而通血脉，滑肠胃而润肌肤。嚼傅癣疮，疥虫自死。时餐乳母，儿热能凉。

甘松（七十四）

醒脾开胃，善降恶气，浴肌香体，能已心疼。

土木鳖（七十五）

除肿毒，疗乳上之痈疽，散血热，止湿热之腰痛。如泥擂碎，入沸汤，熏洗肛门之痔痛。合拌大黄、赤小豆油，涂热肿之双荷，释典称两耳为双荷。番木鳖形小色白，味苦气寒，主伤寒热病与喉痹痞块者也。

蔓荆子（七十六）

散风寒，太阳分之头疼立止。去翳膜，风肿眼之耗昧生光。消阳明风热，牙床间之动摇肿痛，仍复坚固。

蕤仁（七十七）

散风邪以清热，调肝气而血和，故目肿赤疼，泪出眦烂俱治，上焦痰结，下焦气痞咸医。

辛夷（七十八）

能通鼻塞，以辛温外解肌表之风湿也。能定头眩，以芳香上逐阳分之风邪也。

款冬花（七十九）

辛散而心肺润，甘缓而咳嗽和。肺痿灵丹，痰喘上剂。兼明双目，更治心惊。识者称其得肾之体。先肝之用，出肺之邪，盖取水气之精灵而造木天于未发。菁英于水，蕴火必隆。木则助肝火能克肺，纵非肺家之专药而关肺最切，是以咳必因寒，寒为冬气而肺受之为咳逆者，惟款冬为能治之。

杏仁（八十）

散肺家风寒之痰嗽，润大肠气闭之便难，盖肺与大肠相为表里，脏通则腑通，腑顺则脏顺也。研烂如泥，阴户虫蛆可杀。匀调轻粉，杨梅结毒堪搽。至如发热口干，狗肉之停胀也，成升煎服，有神功矣然。杏入太阴以下喘，主大肠气分之燥。病受于昼者，桃入厥阴以疗狂，主大肠血分之燥。患成于夜者，故昼便难，而脉浮者杏仁、陈皮为要。夜便难而脉沉者，桃仁、桔壳宜先。又虚人便难，不可过泄，可不知所以审处。

乌梅（八十一）

暖胃调中，安蛔敛肺，收摄浮热。故生津液而解心躁、心烦、吸气归元，故止吐逆而除久痢。煎汤代茶，火炎头上之疼立效。烧灰去核黑痣之与死肌渐消。白梅味咸功力少次，消痰霍乱兼止，醒睡酒毒亦消。

益智仁（八十二）

温脾胃而摄涎唾，暖膀胱而涩多尿。腹痛疝冲，用之调气。肠鸣肾泄，藉此补虚。能滚反胃之痰，偏补命门之火，固辛香以宣发，且润下而敛收。

丁香（八十三）

攻胃口之寒痰，止心下之冷痛。噎膈翻胃，用为劫剂。奔豚疝气，藉此引经。同白蔻、藿香、厚朴，治霍乱之因寒。加陈皮、半夏、生姜，治呕吐系伤冷。冬月痘疮寒阻，则入异攻散。子温其寒以起发。拔去白须留孔，则与姜汁调涂，重生长而再黑。单末傅孔裂，姜服疗蟹伤。果犯寒科，投医固应。倘因火症，召祸匪轻。

沉香（八十四）

补肾暖腰，散肿导滞。治中恶闷绝，而调中气。定转筋吐泻，而止腹疼。开豁食气于膈胸，功犹破竹。导决痰水于肠胃，妙拟通津。下焦虚寒用宜，相火炎盛忌服。

乌药（八十五）

辛能快气，气顺则风自散、血自调，故主腹内胀膨疼痛。温能散寒，寒去则湿自除、郁自开，故主肾间冷气攻冲。止翻胃而缩小便，辟疫瘴而解蛊毒。平胃同，能消婴孺积虫，磨水服，亦疗猫犬百病。阴虚内热服之，反令真气亏损。

陈皮（八十六）

留白和胃补脾，去白消痰泄气。利水谷以宽肤肿，迸寒邪以去腹疼。青盐制则痰下嗽宁，白术同则呕除吐止。佐甘草而补肺偕桑皮而泻金，携杏仁以疏大肠之气滞，拉桃仁以通太肠之血闷、亡液、自汗诸症。畏其辛散不守，核治腰痛疝痛，叶主乳痈、肺痛。须知血症勿用气药，恐迫血行也。气症勿用血药，恐滞气不行也。

青皮（八十七）

行血积，散气滞。松小腹之疼，摧痃癖之块。引诸药至厥阴之分，下饮食入太阴之仓。专伐肝邪，能损真气。消瘟疟热甚结母须同鳖甲、人参。止左胁郁怒作疼，佐以川芎、肉佳。臣柴胡，能平两胁刺痛，醋炒为佳。君芍药又伏火动胆经亦须胆制，助土平木，劫疝明眸。要治诸惊，略加更妙。婴孩消积宜投，汗多汗过勿施。

厚朴（八十八）

苦能下气，实满去，腹胀消。温能平气，湿满清，结滞散。和胃而山岚之瘴厉以平。温中而甘肥之积聚以铄。定痛呕于暑秽，止吐泻于湿痰，疗水土不服之时灾，泻老弱三焦之元气，逐阳分之风邪而除寒退热，驱腠理之寒湿而气顺血和。若夫气血痹而肌肉死，最能开发。风火郁而三虫生，更能宣散。

槟榔（八十九）

走后重，杀三虫，化宿食而坠痰，破滞气而逐水，绝山岚瘴疟之战汗。杜湿热脚气之冲心。

大腹皮（九十）

疏胎气之有馀，定霍乱之吐泻。能下气，气下则胀自宽。善行水，水行则肿自退。致中土舒畅，故云开胃健脾。消痰饮喘嗽，不让葶苈、苏子。然其性品非属循良，涉虚者亦忌用也。

阿魏（九十一）

破癥积而辟恶气。却鬼杀虫，传尸可灭。

五加皮（九十二）

祛肝肾之风湿，而腹痛、脚疼，疝气、痹弱俱治。补中焦之虚羸，而坚筋止沥，益精耐老尤功。

山茱萸（九十三）

治头目昏花，起腰膝痿软。涩精气之遗滑，补肾气之虚寒。阳不兴、齿不固、塞在鼻、聋在耳，竟请试之。

杜仲（九十四）

联络筋骨之离，复生精髓之竭，脚膝酸疼不能践地，煎入黄芪、苍术而见功。腰肾虚弱难下床栏，丸用枣肉、芡实而更妙。与牡等分，汤调卧下，治病后虚汗。及目中流泪，炒一味去丝。酒渍朝服，治风冷伤肾致腰背虚疼。

宣木瓜（九十五）

行肝气，主霍乱转筋，和胃气，止吐泻。腹痛。腰肾酸软，脚膝无力宜施。消风水肿，清暑湿痹须用，从胃渗入膀胱，日久成淋，故曰气脱能收。扶土以泻肝木，脾昌肺健，故云气滞能调。

龙脑香（九十六）

芳香走心腹之实邪，而积聚惊痫、狂躁、痰气可解。辛热搜骨髓之风湿，而目翳、耳聋，喉痹、鼻瘜俱除。若肉分风热勿施，泻后慢脾最忌。凡热壅气闭诸症，皆火郁也，火郁则发之，从治之法，惟辛温能发散耳。

牙皂（九十七）

辛散利窍，主风痹死肌而咳嗽停。胜水者金，主头风泪出而囊结解，搐鼻喷嚏立至，敷肿疼痛即除。和生矾可吐风痰，拌熟蜜捏为导箭。皂角之刺亦能利窍通关直达疮所，更会溃脓消肿、铄尽毒肌。熬醋成膏，涂癣最效。

肥皂核（九十八）

荡肠胃之垢腻则瘰疬疮毒除根，涤积久之秽污则肠风血痢削本。独核肥皂配药与巴豆煅同蜡梨头疮汤洗以油调抹好。

赤柽木（九十九）

善走血分使火毒透发心经总理胃脾，令疹痒头高，肌里宜疹痧之。首尾功十倍于核，取樱桃。倘热甚毒多，舌生芒刺，大渴谵语癍色紫黑者，三黄石膏汤内加入大效。亦治年远新近诸风，更疗驴马热血喷毒。

荔枝子（一百）

能益血养荣，然助火发热。其核入肾肝，散滞气、主心痛、辟寒邪、热疝以黄柏同，寒疝以肉桂配。

胡桃（一百一）

通血脉，润肌肤，食积刊，命门补。同胡粉可纳发孔而黑重。同松脂，可敷瘰疬以散结。生蜜捣与破故同，能益精延寿。带青采而全煅酒服，治鱼口便疮。须知胡桃、故纸，合帮肾命，盖十二经之根本全在命门两肾，育精血而恶燥。若肾命不燥，精气内充则饮食自健，肌肤光泽，脏腑润而血脉畅矣。夫命门既通则三焦利，故上达于肺而虚寒喘嗽宁，下洽乎肾而腰脚虚痛平，内而心腹诸痛外而疮肿诸毒俱安耳。

松香（一百二）

除伏热风湿而痹燥，疗痈疽恶疮而杀虫。松子益气补虚，松花心清烦解，松叶生毛发、去湿风、冻疮炙，松节可酿酒，医脚痹骨节久风。

干漆（一百三）

消年深之坚积而杀三虫，散郁血之久阏而清湿痹。

芜荑（一百四）

虫杀其三兼治风寒湿痹，救疳与积且医冷滑大肠。取仁推入蛀窠，牙虫作痛立已。

橄榄（一百五）

开胃气，酒后细嚼相宜。化鲠喉，抓破汁涂痕灭。能解河豚之毒，青沁醪傍。核医冻之疮，煅灰油敷。

谷蘗（一百六）

能健脾，使食自消而气自下，能和胃使中自暖而热自除。

醋（一百七）

敛壅热，逆血温行，故主胃脘气疼，癥瘕积聚，产后血运。去瘀生新，血虚藉以收神，疼咽痰涎能逐。和蚯蚓屎可傅骡肿于周身。磨青木香，可止猝尔之心痛。鼻中血，治同胡粉。蛇蝎咬，治伴雄黄。磨南星以涂瘤痞，渍黄柏以疗口疮，飞面调围是痈肿也。石灰和抟非狐腋哉？酸能助肝贼脾，脾病筋病均忌。

红曲（一百八）

养荣清血痢，相求在同气之伦。消积健胃脾，活血奏和伤之验。炒入六一散，日下三服。湿热泄痢者，盗去而邦宁。同香附、乳香等分酒过，心腹作疼者，气调而福致。

糯米（一百九）

温补脾胃而泻痢止，暖益肺气而自汗收，要之去湿而健脾。糯滞干漆气而生湿。多食粳则腹胀而嗳气，多食糯，则胸闷而吞酸，功过各异者也。

饴糖（一百十）

少用能补脾润肺，多食则动火生痰。如误食稻芒，药过闷乱相宜。凡中满吐逆，酒病牙疳均忌。

大麦芽（一百十一）

萌蘖机生，育长元气，代脾化食，助胃消痰。挟半夏，耗上焦之血。随泽泻，消下肾之阴。一味炒服汤下，能令产妇乳回气转，甘以补之也。干漆同煅酒服，更令产妇肿退瘀消，咸以软之也。

神曲（一百十二）

脾胃健，谷食消。苍术相均，治痞满水泄。烧红淬酒，治食积心疼。作糊丸痰药，气和痰化。作糊丸嗽药，咳止嗽停。盖痰与嗽俱因气动上逆所致。神曲能顺气而使肺宁，则脾胃之津液四布，而荣筋脉何嗽之有。

白扁豆（一百十三）

专清暑，故和中解毒而止霍乱。极补脾，故治痢除湿而蠲血脓。叶主蛇咬虫伤，花主赤白带下，截蟊花螫，揉叶涂敷。

灵砂（一百十四）

镇神鬼之发越，而邪魅潜消。坠阳气暴壅，而血脉循络。反胃经年顿定，小儿惊吐咸瘥。

硼砂（一百十五）

辛散苦泄，解肺分火毒。噙化咽津，治喉中肿痛。兼消目翳障睛，更除噎膈翻胃。

炉甘石（一百十六）

通血脉，散热风，煮以黄连，佐以龙脑，点目而赤翳消。孩儿茶佐醋先淬煅，油调而下疳抹。

磁石（一百十七）

养肾气聋耳可通，填精髓目昏可亮。盖以性能摄铁善引肺金之气，走入肾宫，使子母相生则相火不攻自去故主，治如右也。

雄黄（一百十八）

禀太阳之精，佩孕妇转女成男。辟阴祟之扰，解百毒中人肿痛，散肺经之气结，而鼻齆消。去积滞于大肠而癖气醒。通行气血，接骨续筋。燥湿杀虫，疮家要药。

赤石脂（一百十九）

降火益血则阴能养心而目明。心气摄收则与肾下交而精补。甘温能通血脉而痈疽可平。然酸涩又能固崩漏之虚脱，达下能除湿热而疮痔易瘳。然体重又能下不落之胞胎，盖降而能收者也。仲景桃花汤，治下痢脓血，佐以干姜、粳米，取其入下焦血分，而温补肠胃尔，白石脂色虽不同，性情功效实无不一。

花蕊石（一百二十）

能下胞衣，亦落死胎。括末敷金疮之出血者，使不作脓。火煅治产妇之血运者，使不上泛。瘀血停留宜服，虚火妄行忌之。服后令人大虚，急以补剂培助。

硇砂（百二十一）

咸苦入血软坚，溃痈烂肉。辛温散结除冷，癥破毒消。目翳弩肉共谁扫，杏仁净汁面上疣痣同谁点，铁锈硼砂。

紫石英（一百二十二）

散气结而补心神，温子宫不令嗣绝。醋淬可敷痈肿，水煎亦治瘿瘵。

发灰（一百二十三）

入心除热而小水淋浪，入肾益阴而膀胱通利。和血结之痛，散气闭之肿。立止漏崩、鼻衄。煎膏拔毒生肌。

雀卵（一百二十四）

补暖两肾则精足而阴痿强，通行下焦则气降而带溺利。耳聋主以雀脑，头血即主雀盲。雄雀粪善散消，宜外用。顽痛难决入药罨顶可以代针，速效竖哦。糖拌绵包，待其噙咽，首生男乳调点，弩肉攀睛顿除。

阿胶（一百二十五）

安血虚胎动，止血热吐衄，定痿弱之喘，止休息之利，崩带宜投，痔漏可入。同葱白、生蜜滋润老人之燥秘。同天冬、生地培扶肺肾之枯虚。治肺痿同桑根白皮，入痢药并槟榔、枳壳。

麝香（一百二十六）

杀三虫，去面䵟（音孕）痈疽、疔肿如神。肾髓透、经络开，翳膜、泪眵多效。水研服可消口内肉球。清油调可灌中风不省。催逆生难产而易落。疗鼠啮虫咬之成疮。同生桂末以饭丸，那怕食诸果而成积者作胀伤脾。得天竺黄与金箔，何忧梦鬼交与鬼疰者。急惊中恶，风侵骨髓，用此即消。邪在肉肌，服之反入。

霞天膏（一百二十七）

渗透肌肉，而皮肤流注之痰结消。搜剔窍毛，而中风偏废之痰迷醒。

白马溺（一百二十八）

攻癥瘕伏梁，平绞肠急痛。收茄杆，尿浸三朝，炒末研，点牙即落。

海螵蛸（一百二十九）

入肝养血而除崩带，入肾益精而消阴肿。加片脑点去赤白目衣。加麝香吹止耳疮脓出炒蒲黄同末，已舌肿之血流。干胭脂油调，停脐疮之渗血。

五灵脂（一百三十）

破血矣，临产生用，少腹疝气能行。止血矣，吐衄炒加，崩漏血痢可止。胡连、芦荟疳积之眼同功。没药、乳香心痛之疴混用。痰血凝结，血气刺痛，木香、半夏同煎。眼白混黑，血溃怪病，单末二钱汤服。然不但能治血兼能去风，冲任经虚，风袭荣血，以致崩中暴下，与荆芥、防己治崩义同。

白僵蚕（一百三十一）

治中风失音，喉中痰若锯声。主肤疮瘾疹，身上痒似虫行。搐搦定、轩黑祛。小儿惊癇夜啼。女子崩中赤白。助肺气，除风湿有功。平相火、拨疔毒极效。痘家用之于解毒药中。喉痹用之于甘桔汤里。生熟白矾同吹急喉风痹。炒研入蜜调敷通白口疮。晚蚕蛾，固精滑而能壮阳，鸳交不倦，兼敷玉枕生疮。二蚕沙去风湿而起顽痹，瘫缓可立。亦治血崩瘀宿。纸上种壳，血热生风顿和。麝入煅灰，牙疳缠喉俱效。老蚕皮蜕，痘疹目翳并施。存性末吞，排脓穿毒最速。

全蝎（一百三十二）

治小儿瘾疹惊癎。酒炙入麝，脐风口撮皆医。疗大人中风痰毒。裹炙薄荷，风痰耳聋俱豁。

蜈蚣（一百三十三）

治肿毒而横痃立退，祛寒热而温疟自平，去恶血坠妇人未产之胎，搜邪风疗小儿急搐之悸。炙研水下，解蛇瘴于岭南。猪胆末调，涂天蛇于手指。

卷 二

热 部

黑附子（一）

理六腑沉寒，浮而不降。疗三阳厥逆，走而不停。合气药以暖胸家，而吐泻立止。同血药以强阴分，而肌骨能坚。祛上焦之风寒，则咳逆呕哕治也。祛中焦之寒邪，则腹痛霍乱治也。祛下焦之风湿，则踒躄拘挛治也。祛血分之虚寒，则癥瘕瘀积治也。四逆汤，用以回阳矣。理中汤用以扶脾矣。八味丸，用之助命门火衰，以生脾土矣。金匮丸，用之平水泛膨胀，以定痰喘矣。斑龙丸，取其直入少阴补诸虚损，髓竭精枯矣。真武汤，取治太阳多汗，水泛凌心，筋肉跳动矣。若伤寒直中阴经，阳虚气弱之病，奏捷无双。倘阴虚内热，血少温疫厥逆诸科，杀人匪细，有如汤剂冷饮，其说何居，盖以阴寒在下，虚阳上浮，治以寒则阴甚而病增，治以热则阳抗而不纳。热药冷吞下嗌之后，冷气既消，热性旋发，不违病情而曲尽药力。经所谓：热因寒用，反治之妙也。

干姜（二）

脾胃之寒结开，心肺之冷嗽散，热为血虚能止，血因冷滞能行，胆痛呕之结阴，扶脉绝之阳痿，生逐寒而散表，炙温胃以守中。君黄连泻阴火，配归萸疏疝气，痘家灰白，用以更容，至若吐衄崩淋，诸般妄行之血，反佐黑姜以止之者何也？盖物极则反。血去多而阴不复，则阳无所附，得炒姜之温助，阳之生则阴复而归于阳矣，血奚不止乎。

草豆蔻（三）

蠲腹痛而呕吐息，散脾寒而胀满消，痰饮藉以导疏，冷气仗为温解，消中焦之积滞。剂入人参养胃之汤，治寒疟。因气虚，同彼枣姜与熟附子。白蔻清高，草蔻燥急，专主风寒客邪之在胃者。

佛耳草（四）

下痰作喘，能祛肺胀，止哮发嗽，大救金寒。

破故纸（五）

起阳衰，燥阴湿，利妇人之血气，益男子之髓精，止肾冷之精流，补肾虚之腰痛，肠鸣泄泻应用，下虚上实须遵，气燥浸蒸，理宜久夙，津枯火盛，谁敢少投，加肉蔻、木香宜虚寒泄泻，胡桃剥肉皮褪泥，研炼蜜为丸数钱酒下，明眸益肾，功烂歧黄。

牵牛（六）

功专水气，化生属火，退肿满，追虫追积、通二便，胞胎会坠，除壅滞气急，破痰癖癥瘕。若气中有湿热暂泄肺邪，倘湿热在血家，误投金损，欲入气分枳壳引，而须籍术苓芍药，以固气之真元，则牵牛仅泻其气分之邪也。欲入血分大黄引、而须仗芎归芍药，以养血分之原本，则牵牛仅泻其血分之邪也。详考其效，则又达右肾命门，直走精隧。李东垣用治下焦阳虚，以盐水炒黑，佐沉香、杜仲、故纸、官桂诸药，深得补泻兼施之妙。

大蒜（七）

止霍乱转筋，除吐泻脘痛，温中消食，解毒散痈，生用则破，熟用则补，多食则血耗目昏，且肺伤脾损，烧熟独头蒜绵裹纳下部，两便气闭立通，剥皮生捣烂捏饼贴足心，鼻血流红自住。

肉桂（八）

入肾经以驱下焦之寒湿，行肝气以解一切之筋挛，破癥瘕，可消瘀血，通月水，可堕鬼胎，治心腹痛之踒犯寒，主腰膝灾之因胃冷。得朴、硝、归、地，捷下腹中之死胎，得牛膝、当归，用开冬月之交骨，盖肉桂、桂心治寒邪客里诸症也。

桂枝（九）

辛散投肺，甘温悦脾，暖荣卫，发伤寒之风邪，邪祛表密而汗自止，开腠理，散皮肤之风湿，湿去头清而痛自除，轻浮上焦，以泄奔豚，横行手臂，以止麻木，又追痛风于肩背，更逐疝气于膀胱，痘家活血药中少加薄桂一二分，则血行而痘自通畅。盖桂枝治邪客表分之药也，气薄者桂枝上行而能发表，气厚者肉桂下逮而补肾虚。总之桂为阳中之阳，壮年火旺，并体热、妊娠忌服。惟命门火衰，不能生土，完谷不化及产后虚弱，是圣药也。

吴茱萸（十）

通寒塞之咽喉，开胸中之冷闭，厥阴头痛，用以引经，权用下浊气之乱于心胸，少用攻膀胱肿疼之寒疝。吞酸呕吐是火非宜，腹痛肠鸣，属寒堪剂。单煎热服，发汗于冬月之感寒，少许加盐，调分于脾泄之清浊，寸白三虫作恶，煎服顿驱。枝疗二便格阂，口衔立解，虽云治痛最捷，然痛在中脘者，生姜治之，痛在脐腹者，干姜治之，惟小腹少腹痛者，须此阴经至阴之药也。若痛久而火动于中，少添黄连为妙。

川椒（十一）

散风邪，除六腑之寒湿，脾暖胃，补相火于命门，乌须、乌发、聪耳、明眸。君以补阴凉血之药。心腹冷疼，脚气寒湿，用彼布包火熨之方，单服于空心。收轻粉、水银之毒，同煎于葱白，浴囊疮疥癣之虫，蚘动吐呕，炒加则头伏。肾气上逆，引用则归经。消伤饱停食之成痞，下感触杨梅之流祸，食物拌擂，毒除辟秽。椒目下行渗道，不行谷道，故能泻水燥湿，定喘消蛊，炒研酒下，肾虚耳鸣，崩带肿满，均可治也。

巴豆（十二）

禀火性之急速，兼辛温之散飚，削坚积而荡脏腑之沉寒，利闭塞而通水谷之道路。单炒使黑烟将尽，痈疽腐肉之不落者敷之，烧煅与白矾共灰，入咽而生疮者吹入。热毒之性，对待阴寒太过，坚凝闭塞，而阳火潜消，死灰不活者，何也，下顺水性，热助火气，一用而雨得之，其功独也。若夫木土金水之不及，纵有可下之条，服之则木抑而胀，土陷而废，金燥而炎，水涸而结矣。

酒（十三）

百药之长，血脉通行，润众体之肤，邪气辟易。醇酒吹两鼻，治鬼击如刺诸疼，任量饮至酣，解马气入疮肿痛，瘴疠驱，症结解，荣养功高，烦懑散，药力帮，怿情妙。过饮则炽相火，湿中之热丛生，肺因火而喘痰，脾因火而困倦，胃因火而呕吐，心因火而昏狂，肝因火而怒加，胆因火而忘惧，肾因火而精枯，甚者痨嗽吐衄流涎。要知，嗜酒者频醉而生湿热，宜寒药以散之；量浅者偶饮而脾受湿，宜温药以行之。

硫黄（十四）

扫疥癣秃头，除腹胁痃癖，脚冷衰疼是命门之火弱也，惟酸补之，阴蚀疽痔为下焦之湿气也，惟热能散。

砒霜（十五）

风痰可吐，截疟除哮，更善落胎，杀虫枯痔，厘毫或用多必毒人，磨绿豆而水饮之，庶几堪解。

紫河车（十六）

先天禀气，诸虚百损，劳五伤七之仙丹，后天成形，益精补血，阳助阴生之上药，捣末杵膏俱可，蒸煮火候须知，甘草升麻纳瓶同瘗，年久化作清泉，丹疹狂言，发竖虚痞，诸热饮来宜爽。

初生脐带（十七）

乃真气会聚，故、补元益肾，胎毒脐湿，烧灰与尝，久疟虚寒，煅末异饮。

人牙齿（十八）

痘疮为风寒外袭，紫黑倒陷者用之，可使热令复行，若昏沉而伏毒在心，气虚白塌者，误投反致郁闷声哑，酥调煅末，作脓易溃于乳痈，山甲同研，阴疽陡起其黡。

鹿茸（十九）

振下元之真阳而小便不数，通周身之血脉而腰脊止痛。热蒸骨里，服之自平。血去溺崩，投之即应。髓肾蜂蜜同煮，以壮阳。生地同煮以实骨。夫鹿角解于夏至，是以补阳。而鹿角解于冬至，于阴有裨，故鹿角专入左肾而鹿茸力更胜之。

鹿角（二十）

水磨服，治脱精尿血。醋磨汁，涂疮疡痛肿。熬成白胶，不惟补中益气，且疗吐血劳伤；不惟止痛安胎，亦调血崩淋带。同川芎上补面部之血，同归、芎中补脾胃之血，同熟地能固下肾之元，同槐花兼止大肠之红。痘家热炎炽盛，以致真阴灼烁，加之于凉血解毒药中，则养阴而阳自退矣。

虎骨（二十一）

壮筋骨而见驱疯之力，强腰膝以奏补阴之功，治惊悸及犬咬，逐寒湿于经络，若血不足以养筋，以致筋骨疼痛者，宜少用之。

蟾酥（二十二）

疏九窍，发臭汗，消积杀虫，力主温暖通行，拔疔散痛，义取以毒攻毒，入药依方。外治殊有神效，煅制如法，内服勿过三厘。

卷 三

平 部

甘草（一）

健胃调中，助气补血，和腹中之急痛，缓诸药之燥寒，火毒之泻攸资，痈肿疮疡取其节，渴嗽之医是赖，胸热茎痛取其梢，附子理中汤用防僭上，调胃承气汤用虞速下膈上痰澼何以泄之，十枣饮中大黄同使项下。结核何以消之，溃坚汤内海藻并加。虽云中满忌咀，下焦勿攻，然不满而炙用大甘，为之补也，兼散表寒，中满而生用细甘，为之泻也，且除大热。经云：以甘补之，以甘泻之，以甘缓之，盖甘位乎中，可上可下，可内可外，权变合宜，方能尽其升降浮沉之妙耳。

麦门冬（二）

清心火之有余，克停血涌，补肺金之不足，气短能长，佐人参为生脉之方，祛暑蒸之热嗽，君五味为滋化之本，理水泛之寒痰，系厥性之微寒，去肺家之伏火。夫火去则肺金凝、凝而生水，水盛则心清而神静矣，盖阳明经湿热昌炽，熏蒸于肺，发为痿厥。治痿独取阳明，是究其本，经言麦冬治痿，抑亦寻原之论乎。

百合（三）

润肺咳血以停，散痈诸热得解，退腹内之热则胀消，苏心内之烦则痛歇。肾主二便，热去则便水津淫，甘能补中，热清则气海充溢，产后血狂可镇颠邪，胆惑能澄香隆，子夜夜服之而功多，昼茹之效或浅也。

桔梗（四）

载诸药以上浮，引诸药而入肺。理浊气乱清以宽膈胀，散风邪痰嗽以止喉疼。鼻塞能通，音哑可亮。合童便，疗痰嗽喘急；夹甘草，治肺痈吐脓，妊妇腹疼，煎生姜而同服；小儿客忤，研烧末与麝吞。欲中缓而上行，亦须甘草；欲宽中而下气，无如枳壳。肺气郁在大肠，则痢疾而腹痛，用苦梗以开提。伤寒寒实结胸，同贝母与巴豆霜以温中而破积。总是苦以泄之，辛以散之。

紫菀（五）

苦入心而泄痰火，辛入肺而散滞气，所以肺痿立瘳，脓血不从口出也，同马牙硝以噙咽，开缠风之闭喉；同天麦冬以卧尝，劫久年之血散，色白味辛者，谓之女菀，治女人小便卒不得出，亦主肠中积病以致面黑者，盖面属阳明经脉所荣，逐肠中之陈郁，面色自开，此亦治肺郁之一证也。乃若惊痫寒热，当用青菀。膀胱久寒而支满，当用黑菀。酒夜食而发病，当用黄菀，各以其色相从焉。

山药（六）

补脾与胃，心气之烦渴以凉。填肾于腰，精髓之热流并治。清头风目眩之热，则邪去脾健而肿硬消。调肠枯便滑之虚，则土盛金生而干咳止。

莲子（七）

清心醒脾而止泻痢，补中益气而疗泄精。候过经霜，破房坠水，是曰石莲，尤治心虚赤浊，噤口久痢。莲须清心而吐血平，益肾而精气固。莲房通达血脉，劳怯吐血者，煅灰与服。荷叶生发阳机，痘疮倒压者，配药同吞。又叶象为震，所以能愈雷头风也，能散血，能消渴。其煮饭也，能升提胃气。叶蒂偏能守中，安胎行血。藕汁去胃家之热，渴则饮之。藕节泻血中之火，衄则捣之，生吞有耗血之谈熟食有肥脏之语。

芡实（八）

善补脾胃，使土得其宜，则水不受克，而火无盗食之虞，兼安心肾，使精气有归，则白浊自止，而梦无遗泄之患，同杜仲理腰膝之酸疼，又医脾湿同甘菊，豁聪明于耳目，更使志强。

黄精（九）

甘入脾而补中，润入肺而益气，惟其中气强，脾胃实，故能除风湿而壮筋骨，填精髓而耐寒暑，实胜叶根，花更胜实，丸膏堪饵酒散并宜，至若美容加寿，轻身，断谷必俟久服修练，斯获兹动。

丹参（十）

养心神而烦闷解，扶肝气而风热除，补肾之虚使志定而骨壮，行气与血医眼赤而消痈。热酒调吞寒疝顿平，并少腹及阴相引痛者。酒煮温服，坠胎立稳，且调经破瘀，兼补新焉。

钩藤（十一）

直走心肝，则风静火息。清理寒热，则惺痫定惊。

牡丹皮（十二）

清肠胃之宿血，行积聚之瘀红，止骨蒸无汗，除血中伏火，调胎前经脉，下产后胞衣。痈疽用之，消肿住痛，痘家用之，凉血排脓。清胃汤中止牙疼，快癍汤内散血热，何也？为其养新血而攻坏血，固真气而行结气耳。

大小蓟（十三）

凉血且行，下气兼补，故女子赤白沃，血热及吐衄者，皆可疗也。根叶生捣其汁，童便并入酒中，肠痈脏毒，如水救火，跌扑血运，亦可治者。大蓟功多小蓟功逊。

鳢肠（十四）

能凉血，湿热之赤痢医。能补精，肾虚之齿痛疗。汁涂眉发，生速而繁。膏点鼻中，停疼益脑。灸针发瘃，敷之立平。脾胃虚糜，误吞成泻，青嫩车前等分，杵汁煎温，候饿时而频呷，小便红溺徐收。单令瓦上焙研，酒液米汤和微末而使吞，痔漏肠风兼治。

王不留行（十五）

逐痛出刺，除风散寒。偕止血之药，以疗金伤红放，痈毒兼消。同凉血之药，以治鼻衄心烦，难产并救。古人命名之意，谓彼能主吾身之气血，留行惟命无异于王，王不留则气血之留者行矣，王不行则气血之行者留矣。若夫血出不止，与难产无乳者，不既反乎，彼咸宜，义盖取此。

射干（十六）

降咳逆，散老血于心脾。化热痰，消咽喉之结核。佐利剂以平便毒。伴鳖甲以除疟母。

天麻（十七）

主头风痰气之眩，火症非宜。豁风痫痰气之迷，又定惊悸。盖肝主筋，位居下，辛暖入肝，逐风散湿，故能利腰膝而强筋骨，活血脉而疗痈疽。

甘菊（十八）

补水以降火，火降则热除。益金以平木，木平则风息，故能利一身气血，逐四肢游风。止泪淋而镇乎烦热头眩，祛目翳而散乎肤湿风痹。地黄同酿，变老人皓首成淄。汤共葛根，解醉汉昏迷易醒。

木贼草（十九）

伐肝邪则血生而目翳自退，益血藏则木平而崩痢是医，去其节而烘过发汗至易，治火郁及风湿升散不难。

决明子（二十）

除肝热目疼，疗翳膜泪出，研糜涂肿毒，贴脑止鼻红。谷精草与猪肝同蘸，痘馀目翳无忧。菊黄花与甘草并煎，怕热羞明改照。

独活（二十一）

善行血分，能敛能舒治颈项腰疼，奔豚瘕疝；散痫痉运眩，挛痿湿痹。君荆翘，解下身之痈毒。主苍术，治两足之湿肿。佐黄柏，血崩之止如神。君查根、痘毒之祛极效。独活气浊而入少阴，助表而条达乎气血，羌活气清而入太阳，发表而通彻乎荣卫，古方羌独并用，厥旨深哉。

羌活（二十二）

能入气分，可散可升。驱肌表之湿风，手足太阳并入。和周身之痹痛，巨阳疽腐兼瘳。足太阳少阴经头痛乎当与川芎并驾。足阳明少阳经口斜者秦艽可与偕焉。目症用之而治羞明癃涩，肿痛难开。风疾用之而治痿痓癫痫，厥逆强仆。并苍术理风湿甚捷，佐麻黄开腠理堪夸。

葛根（二十三）

清暑而除热，解肌而散邪。腠理之通，攻居第一。痘疮之起，效实无双。酒毒消于熟蒸，热渴解应捣汁，其汁之寒凉也，专理天行时疫、热毒与吐衄焉。其粉之甘冷也，善解酒后烦热，二便之燥结焉。葛叶疗金疮，葛谷主下痢，葛蔓煅灰，喉痹单方。如伤风温热二症，既经发汗。而表邪不解，必须干葛之甘寒，清肌以退热，假令误用辛温，必致多汗亡阳。若邪在太阳未入阳明，弃辛温而用甘寒，反能引寇入里，倘斑疹已呈红点，汤名禁用葛升，恐表虚反增瘢烂耳。

白砂糖（二十四）

主腹心热胀，能止渴生津。甘蔗除热和中，消痰解渴，助脾气而清酒毒，治噎膈而润燥便。黑沙糖功逊于石蜜而甘温过之，助热且湿，多食齿伤，嚼共鲫鱼，疳虫孕育，吞同鲜笋，癥积俄成。

蒲黄（二十五）

清膀胱之源，利小肠之气，疗跌扑伤损，理风肿痈疮。佐黄柏，君故纸崩漏殊功。伴槐花，使条芩，肠风立效。襄韭汁，堕鬼气虚胎。协五灵，解儿枕骨痛。吐衄、唾咳者，血热妄行也，炒用旋瘳。凝积癥瘕者，血瘀乱聚也，生投即破。

荆三棱（二十六）

破血中之气，年深坚积以除，具斩关之能。面煨醋炒可用小儿惊痫痃癖，人参同煮，蒸羹呷之。妇人瘀血作疼，胡索、灵脂、地、归君式。

牛膝（二十七）

引血药行于腰脚，减上盛而益下虚，引补药入于肾肝，填髓亏而通经闭。盖补肝则筋舒，血活而痿痹之体屈伸，益肾则膀胱气清，而牝中之痛和缓。得朴、硝、归、地立下胞衣，得加皮、碎补，风除鹤膝。竹木刺肉，嚼烂多堆。老疟欠缠，单煎连服。卒中不识恶毒，捣生根敷上即瘥。尿管涩痛几危，煮浓酒饮之立愈。妇人血癥血瘕迟留月事，并有弘勋产母血运血虚，儿枕痛疼，咸能奏绩。他如痰封喉闭之症，同明矾少许，捣烂取汁，仰卧滴鼻，男左女右，须臾痰涎涌出。更有一法，雄土牛膝一两，同真麝一钱，捣匀熔蜡，搓成长条插入阴户，瞬时坠胎。所不宜者脾虚气陷，腿膝湿肿，并能屈而不能伸立诸症也。

菟丝子（二十八）

入肾少阴，至和至美，虚可以补，实可以泻，寒可以温，热可以凉，湿可以燥，燥可以润。能暖子宫久冷，兼救阴痿淋沥，续伤养肌，虚肾寒精正治，强阴坚骨，膝腰冷痛兼攻。君以莲实、薯蓣、人参，实脾止泻。偕以甘菊、谷精、草决，肝养眸明。生碎其苗，面斑可涤。

石斛（二十九）

上平胃气虚热，而吐哕兼治。下补肾经劳弱，而崩带交更。温子宫，多生孕育，强腰膝免致伛偻。定志却惊，善驱冷闭，夏月酒蒸一味，代茶泡饮多功。

萎蕤（三十）

质性醇良，气味和缓，虚寒劳疟最效，风温自汗见长。故其于阴精则滋益，能使虚损之火息，而目痛眦烂，上盛下虚者适平。于阳气则加增，更令茎中之寒祛，而湿注腰疼，风淫四肢者尽解。若夫为养气、为驻颜、为益血，数效全功，必须同黄精、同桑椹、同首乌诸般制药。

石龙芮（三十一）

主肾冷而遗精难禁，祛湿痹而痛痒不知，通关节为拘挛之用，平胃气为吐逆之施。

萆薢（三十二）

苦以燥湿，则风热不生，而膀胱宿水自去；甘以益血，则荣卫相和，而遍体顽麻可医。若下部风湿，因而肾虚，以致腰疼者宜服。倘阴虚火炽，因而溺沥以遗，茎痛者勿咀，去浊分清，可疗白浊。

白芨（三十三）

辛为金味，收为金气，故损肺之吐血能医，泄热者苦，散结者辛，故痈疽与鼻衄能疗。

通草（三十四）

引气上达，泻肺明目，故能通唤乳汁，引热下降，行经散结，故能消痈肿。善排小肠之火郁，兼导膀胱之水闭。解烦哕，开耳聋，打起脾疸嗜卧；出声音，通鼻塞，催生难产鬼胎。

木通（三十五）

利诸经之窍，气滞心疼者，大把加煎，且定惊悸、泻小便之实。火疼湿肿者，斟酌量用，兼导闭淋。君火为邪，宜用木通，相火为邪，宜用泽泻，利水虽一，用各有差。盖木通能泻丙丁之火则肺不受邪，上流开豁，惟水源既清则津液自化，而诸经之湿与热，皆由小便去矣。

茵陈蒿（三十六）

专理溲便，膀胱对剂，盖疸因脾湿，而脾恶湿乘水泻则湿消，湿消则土厚，而疸自愈矣。山茵陈亦能除湿，结热尤清，蓄血发黄非其所宜。

防己（三十七）

消腰脚之风湿，喜于下部多功。治手足之痉挛，虞其亡血遗害。祛下焦肿痛，膀胱中之邪火必须，如热郁肺经，津液有不行者最忌。

土茯苓（三十八）

祛风湿健脾胃，风湿去则筋骨利，脾胃健则荣卫从。是以祛浊分清，能解轻粉银砆等毒，兴阳释痹兼瘳淫猥缠结诸疮。

金银花（三十九）

解肌肤之疔瘇，消毒排脓，主血痢之热烦，频尝益寿。藤有忍冬之号，益血和中，膏熬稀痘之丹，内痈兼理。

燕脂（四十）

浸汁滴聤耳，活血解痘毒，嚼点眼眦，痘乘肝窍，尚尔易位。乳拌匀涂婴孩鹅口，自转清宁。破裂见乎乳头，同蛤粉而敷愈。肿痛并乎漏疮，匀猪胆而搽平。

蓖麻子（四十一）

性善吸而能收，力能通而走窍，无名肿毒敷可立消，口眼斜，敷之便止；涂脚心，胞胎立下；涂巅顶，肠产捷收；恶沫满中，水研服吐，而水愈矣；疮疡遍体，榨取油涂，而风热除矣；同紫背天葵等分，水煮嚼吞，看消瘰疬；同羊脂、麝香、山甲煎摩膏贴，亦治偏风。

苘麻子（四十二）

炒末蜜调单服，统治冷热痢之赤白，猪肝蘸炙磨吞，兼医翳膜眼与倒睛，谓拳毛倒睫也。痈肿日久无头，咽下一尖透发。

茯苓（四十三）

赤入血分，渗湿止泄，白入气分，下气化痰，堤防土陷，土实而痰消，疏通水溢，水消而肿退。单用有伐肾之虞，兼用有益肾之妙，磨为末调服艾汤，能疗血虚心汗。合黄蜡细咀茶下，卒然聋耳能医。同椒目等分煎吞，水肿溺难可治。偕生地以熬膏，趁空心而盐饮，则又帮心肾气虚，梦遗白浊。痘将灌浆者禁用，恐利水而浆不能灌也，若见水白泡，以升麻汁制用，取其散表以利水也。若见红紫泡，以茜草根制用，取其行血以利水也。盖脾恶湿，小便快利，自然除湿健脾，然湿既祛，津宜少，何以止烦解渴，良由白为金色，肺部能培，得补肺金，自能生水，且膀胱专藏津液，上连于肺，得肺气化之，津液自从兹出耳。

茯神（四十四）

滋化源，育养元阳，镇灵台，摄收魂魄，退虚热而水道畅，消虚痰而梦寐宁，固遗泄之不禁，定健忘之恍惚。

琥珀（四十五）

安魂魄、杀鬼祟，利淋沥，速产胎，散血晕而目翳摩，破癥结而心痛息。与防风、丹砂是佐，胎惊者猪乳调吞。同葱白煮汁清芬，转胞者二钱温服，倘金疮闷绝，童便调服细研，若敷药其伤，使血立停，新肌骤起，血少便难用之反燥。古人有云：茯苓生于阴而成于阳，琥珀生于阳而成于阴，茯苓禀浅，可治气而安心利水，琥珀年深，能治血而镇心化气也。

柏子仁（四十六）

入心养神，入肾定志，芬芳则脾胃所欣，聪明长益，润泽则肺肝所悦，滋养枯肠。叶苦涩而带微寒，主诸血泪，夫崩带，去湿痹、生新肌，尤所擅长。白皮主火灼疮，凉血长毛修发，枝则气倍于叶而入肢节，干则气烈于肢，而治全身，至如肝木受制，怒而乘其所胜，则青白之色见于大便。惊从脏发，法当用实。又若尤恚呕血，乃金情胜木所致。呕伤血脉，则叶为恰好矣。

酸枣仁（四十七）

补心血，益肝气，解虚烦于惊悸，安魂魄于怔忡，却人健忘，治人多睡。多睡因乎胆热，以竹叶为引经，不得眠者胆寒，以姜汁为行导。同人参、白茯、米饮服其一钱，止睡中之盗汗。取核煅存性，研细水调量下，出肉内之刺芒。心若虚寒，炒研才妙；心有实热，生末为良。

龙眼（四十八）

补心，主君神旺，脾子蒙休，故荣卫充又能益血，心家血满，肝母纳福，故神魂妥。

枸杞子（四十九）

补阴血退虚劳，除热身凉益肾水，清肝火目明照炯，因肾虚而眼花者，麦冬生地入青葙。缘房劳而腰疼者，杜仲、芡实加牛膝，此效惟甘产者为然。至夫土产，但能除脚湿，利大小肠，清心退热而已。

女贞子（五十）

益中气而安五脏，强筋力而祛风湿，伴淮生首乌能补肾虚，同益智、金樱能固精滑，蒸熟作丸丹，至老无白头之叹。化灰点发孔，更生有绿之欢。从甘菊、蒺藜、地黄、枸杞，使精彩增入瞳仁。佐五月旱莲、四月桑椹，返童颜还于耄老。叶长而子黑，是曰女贞。叶微圆而子红，俗号冻青者，但能治风虚，肌肤裨益而已。

楮实（五十一）

消水补脾，明眸聪耳，其树汁涂褐癣，其树皮利小便，叶主身热之婴儿，梗主痒胜之瘾疹，俱可煎汤洗浴，令疮长肉生肌。

枇杷叶（五十二）

暑呕能和，大消燥渴，兼清肺热，喘嗽立宁。痰火与麦冬并施，反胃与芦根同用，偕以凉血保肺之剂，定哕声恶浊而长，佐以补阴清火之汤，调经事先期发热。

枫香脂（五十三）

走肺燥脾而恶氛辟，活血凉血而瘾疹平，稍入轻粉、麝香掺，便痛之脓血，量与香灰匀和，擦年久之牙疼。

桑寄生（五十四）

善益血，能令肾气足而腰痛除，牙齿坚而须发长，兼祛湿，能令风痹散而顽麻止，筋骨健而内伤复。同当归、续断，治血虚骨痛，并背强之儿。同阿胶、艾叶治胎动腹疼，及产后余疾。

密蒙花（五十五）

润肝燥热攻目因疳气，而翳泪俱除。芫花狭小密蒙差大，小花治咳，大花治肝，宜详厥用，惟眼因热伤血分者用之辄效，倘因气分及风寒所致，非其宜矣。

山楂（五十六）

行气血而不伤产妇，泄瘀通滞，故儿枕和平，消肉积而不刻，小儿理胃健脾，故疹疮起、发痘家不得已而用参，以此兼之为稳。至若神曲消谷食，麦芽化面停，生冷伤脾法宜温中，须以二陈、吴茱萸配。油腻伤脾，法宜燥湿，须以干姜、半夏平胃散襄。

苏木（五十七）

活血于内伤发热，调血于经沮作疼，破产后欲死之血奔，散损蹼难行之血聚。皂刺并用则驱痈肿之血死，四物并用则滋骨蒸之血枯，同川芎以疏血热而头目清凉，同红花以行血瘀而真阴复长。

桃仁（五十八）

治血热之皮肤燥痒，调血滞之月水后先。至于大肠血秘便难，捣加辄利，小腹血凝作痛，剂此顿平。多用则苦胜，破气滞也，少加则甘夺，缓肝急也。若夫桃枭之为物，疗中恶腹疼，杀精魅五毒，盖其通滞散血，功有同于桃仁者矣，惟叶主客忤阴户虫痒。花性美，驻颜色；胶性流，通淋沥。

竹沥（五十九）

寒而清火，能缓阴虚之大热，清火养血，兼宜产后与胎前血虚不食者宜加，痰涎最下，三阳闭结者始服，脾胃易伤，小儿天吊能平，妊妇头旋扶起，解伤寒而挟痰见祟之病，醒中风而失音不语之人，凡手足四肢，皮里膜外之痰，加以姜汁无微不达，自汗、烦热、消渴为良。若夫笋者，虽有利气止渴之功，实不宜于疮余毒后也。

竹蠹屑（六十）

甘能解毒，平则兼散，汤火瘘管，蚀脓长肉，麝香、腻粉同吹聤子耳，脓消痛，黄柏细研调抹，臁疮湿毒无虞。

猪苓（六十一）

行水退肿胀，清暑疏胎水。盖脾家湿热，流入膀胱，少用为佐，能止遗精，然淡渗而燥，大损肾水，症非湿实，久服丧明。

郁李仁（六十二）

利小水之通，而周身之肿退，亦润大肠之燥，而气血之结融，齿痛龋疼，根皮并用。

棕榈炭（六十三）

苦，苦能泻热，苦又带涩，涩可固脱，故止崩中带下而兼疗肠风赤痢，亦治鼻衄吐红，又能破癥消瘀。

柞树皮（六十四）

能燥湿而热除，退湿热之黄疸者也，枝善下走而窍利，开难产之交骨者也。

血竭（六十五）

久疮不合，敷此即收，密陀僧与同谋，止痛生肌更捷，光彩透红，方为道地，引脓不驻，幸勿多加。

粳米（六十六）

长五谷以独尊，继先天而益气，血脉精髓。充溢因之，筋骨肉肌，强健由此。小儿胎出，赤肉无皮，粉蚕白粳，扑敷皮幔，蚕白粳，粳米之早熟而舂白者，粉磨之作粉幔，皮顿生，而包肉如帷幔之幛物也。

黑豆（六十七）

活血散风解毒，偏头风痛宜投，下气、利水、热除，产后血昏可用。

赤小豆（六十八）

止泻而水利，行乳而渴消，逆气敛于甘酸，故主吐逆而排痈，且消水胀，辛平散夫湿热，故主卒澼而健胃，又助土脾。

胡麻（六十九）

有益于虚羸湿痹中风，更宜于大肠郁火燥结，初生婴孺，呃以绵包而胎毒辄解，谷芒刺咽，汤下炒研而响喉快利，与蜂蜜同煎温服，孕妇血枯难产顿生，与清油生灌使哇，病人诸毒临危立解，熬膏入药，止痛排脓，更有乌脂麻油，甘寒滑利，夹醋煎吞，疽毒便不攻于其内。

麻仁（七十）

清胃热而荣卫调，祛风热而汗出止，疗血枯之经闭，下乳还宜，润血燥于胎前，催生更善，研汁煮粥，诸如产后、老人汗多、便秘俱治，饮汁数升，更以油浸肛门，截肠怪病能瘳，合沐秃头，毛发丛生。

金银箔（七十一）

刚钰制木，实重镇心，肝木平则风热退，而精血自长，心神定则惊邪去，而五脏疏沦。

铜青（七十二）

淘眼暗吐风痰，敛金疮祛腐肉。

礞石（七十三）

压食积坠宿痰，用药稠痰，痰根实热，掺鼓应桴，概施血痰，痰属阴虚，抱薪救火。

人乳（七十四）

灌溉阴阳，元气渐成其发育，充和五脏，腠理永恃为荣华，点眼增明，补血生彩。妊妇病热，婴儿禁食，食则生疳，少女清凉，老耄宜吮，吮则延寿，隔汤以炼，凝作乳球，则痘危虚热之仙方也。

乌骨鸡（七十五）

五行具备，故能和五脏，而崩带兼调，养血益阴，故能补劳弱，而津液自长。老雄鸡冠血，涂颊上骤正口斜，和酒吞善能发痘，诸虫入耳宜滴，中毒舌胀须含。鸡肝去肝热目衣，鸡矢利湿热臌胀；鸡子黄敷肿毒，易破易溃，兼能温中暖胃，益阴壮阳；鸡子清治伤寒少阴疼咽，并涂汤火灼伤，热毒红肿；鸡内金，疗鹅口卵蚀牙疼，亦除便溺涩痛，健脾消积，抱出卵壳，取其蜕脱之义，研末而障翳堪磨，卵内薄皮和以紫菀、麻黄，久咳而气结可服。然其用各有不同，丹雄鸡起阳，治男子阳虚精冷，女人经闭淋沥，乌雄鸡起阴，治男子阴虚不足，妇人血虚劳热，有识者须辨之尔。

牛黄（七十六）

镇狂言乱语于伤寒火炽，醒口噤失音于中风痰迷，保大人之诸痫，安魂摄魄，攻小儿之百病，定志清心。

黄明胶（七十七）

疗跌扑损伤，活血最效，散背疽初起，解毒能神。

龟板（七十八）

上补心血有亏，因而降火，下补肾元不足，所以滋阴。攻痔漏，脓干肉长。治肠风痛止血消。令健忘之多记，使不睡之安寝。续筋骨而囟门自合，逐瘀血而难产催生，亦止血痢，兼治骨蒸。

鳖甲（七十九）

益阴虚，而祛骨蒸之热，治温疟，而消腹内之癥。阴脱在分娩，须之无代，女劳兼复病，在所必资。

蜂蜜（八十）

甘归脾，除烦热，润归肺，悦容颜，炼熟水调，产后渴烦可止，醮生翎刷，褪落痘后抓痂，煎滚入升麻，治天行肤疮遍体，细末加牙皂，导阳明大肠燥结。夫蜜性缓质柔，故主润脏腑经络，而蜡性涩质坚，故又能疗久痢泄澼焉，同阿胶与黄连治痢后之腹痛，同阿胶兼归，连者，产后下痢乃多功也。

露蜂房（八十一）

辛散苦泄，固主惊痫瘘疬癫疾蛊毒，而味咸又能软坚故牙疼虫肿，瘰疬肠痈，亦可治也。

五倍子（八十二）

躁急杀虫，收敛肺气，从外治风热则疗疳齿宣，痔癣鼻疮，燥老痰顽湿，又主生津明目，止泻涩精。

龙骨（八十三）

安魂定魄，多梦之施，固精涩肠脱肛之用，疮敛肌生称圣，盗汗崩带通神。龙齿单入心肝，镇惊而安魂魄。

蛇蜕（八十四）

蛇性上窜，消风杀虫，蜕灰入肝，散邪惊定。天粉、羊肝同煮食，痘余障翳疑神，蜕蝉发皮酒同餐，逆产横生最效，耳中痛痒流血，鹅毛管斜盛少许吹之，脐疮出水浮浆，鸡蛋白湿调微末敷之。

卷 四

寒 部

大黄（一）

伐积食积痰，走结血结屎，操堕胎催产之力，解暴痢实胀之危，攻实立生，功虚立殆，生用则通肠胃气壅结热，熟用则治疮疡久不收口，醮醋磨抹，冻瘵死血散消，夫浊阴不降，则清阳不升，瘀血不去则新血不长，蒸热久而血瘀经络，惟大黄可以治之，仲景用治劳伤吐衄，百劳丸意最深妙，今人治痨，多用滋阴，数服不效，坐而待毙，惜哉。伤寒者风邪未解，投之孟浪，多致杀人，世人但知大苦大寒，效止推陈于脾胃，殊不解五行之体以克为用，功虽润下却疏炎上，于心君火有用而虚，力端生土火无用而实法当泻。土本经名曰黄良，是土得其天也，吴普又名火参，是心得其所也。

车前子（二）

清肝风热而眼痛难禁，决水淋癃而元气不走，盖湿去则脾以健，食之力下达而淋沥自停。水利则胃无湿热之气上熏而肺得所养矣。至若阴茎肿痛，并及催生最佳，大概不宜过多，畏其肾泄目损。

泽泻（三）

作向导于肾府，而欲火退，走湿热于膀胱，而尿血停，盖脏腑有湿热，则头重而目昏耳鸣，痞满而支饮留垢，种种病至，惟湿去热随散，则去旧水而土气升，养新源而清化行，诸效全收，饵之过多，损妨明目，用之失术，漏泄真元。古方每与猪苓并用，而功实不同，夫猪苓性燥，泽泻性润，猪苓治水，有损元气，泽泻治水，能生肾气。所以本经云行水上，别录云，起阴气，只此故耳。

葶苈（四）

辛苦而泻肺气癥结，上窍云开，渗泄而走膀胱伏热，下流曷沮，所以水湿泛溢，不能为殃，喘满胀虚，无烦别疗，苦者行水迅速，甘者行水迟缓。

甘遂（五）

破癥消痰，面浮膨胀，水气向胸膛而结，陷胸汤用之即除；小便转脬袋而疼，茯苓汤调服立愈，外抹甘遂调涂，内煎甘草浓饮，水肿痈肿，睫时平散。

瞿麦（六）

利水清热，力擅堕胎，决痈肿，功祛翳眼。

瓜蒂（七）

引涎追泪，使水湿外散，则浮肿黄疸自平，宣发涌泄，使胸邪吐出，则痰气咳逆自顺，鼻中息肉，白矾同以塞之，倒仆中风，腻粉偕而灌之。

升麻（八）

奉令之使，不能益人，惟元气有余，而其阳下陷，方堪服此以升，若太阳初病，不可便用之，以发阳明之汗，能扶内伤，能扶脾胃，兼口疮肺痿多功，能清湿滞，能清泻痢，并火毒湿疮有益，阴阳热结，赖此提通，然亦能助虚火，喉毒痈肿，从此救治，而又易妨痰促，引葱白，散手阳明之风邪，领石膏，止足阳明之齿痛，消斑疹，止崩带，补中益气汤用之，提元气从右而上，升麻葛根汤用之，驱邪热从表而散。

小柴胡（九）

平肝火，去两胁之胀疼，少阳可引，撤胆热，退日晡之潮壮，外感宜投，在脏调经，在肌理气，瘟疟虚痨莫缺，伤寒热病宜加，气升，能提下元清气以上行，故气急呕逆禁用。味寒能泻三焦郁火而四散，故伤寒初起忌之，盖胆经在半表半里之间，汗吐下俱不可用。大法宜从和解小柴胡汤是也。

贝母（十）

涤伤寒之热烦，解心思之郁结，胸膈闷郁，气挟痰而成毒，兹能行气而疏散，咽喉肿痹，痰随火而上壅，兹能降火而清和，所以兼滋补而为托里，兼和解而为收敛，煎汤添母乳汁，捣粉敷人面疮，味属微寒厥功在肺，肺痈既治，肺痿兼医。盖阴虚火动，而咳嗽烦渴，及痰中见血，必需贝母以润肺消痰，若脾胃之津液不能运行，因而生痰者，非半夏何以燥之。

天花粉（十一）

解酒肴之热毒，而洒胃清肠，溃疮疽之厚脓，而气滋血润。降气解烦渴，故止嗽，润肺生津液，故导痰。大抵性寒者水能清火，故阴得其养以生肌，消痰者燥止渴消，非另有奇功以益物，从补药而治虚渴，从凉药而治火渴，从气药而治郁温，从寒药而治烦渴，然用治之法，更须详辨。花粉苦寒，善治里渴；干葛甘寒，独治表渴，至若汗下之后，亡阳作渴，必用人参之甘温以生津，阴虚火动，津液不能上乘而作渴，必用知母之甘辛以滋阴，又有五味子酸敛生津，麦门冬润燥生津，茯苓利水以活津，乌梅止水以夺津，以上数条，皆止渴之枢要也。倘证宜人参而反与花粉必亡阳而脱阴，证宜干葛而惧用花粉必引邪而入里，毫厘千里祸福随之。

瓜楼仁（十二）

涤膈上积聚垢腻，渴发饮多，推胸前郁结气痰，吼声作喘乳痈炒用，润肺去油，上虞减食胃寒，忌投发吐，下虑滑肠作泻，通结弥灵怀和明矾粉，并主痰喘咳哮，姜汁糊丸立应子入柴胡汤总能润肺止渴，消痰降火须臾，穰赖阴干，斯为快意，子须油去，乃免恶心。

常山（十三）

绝痎疟之不已，须仗槟榔以夹攻，顾元气之受伤必用人参以协济，此乃下痰气之劫药，非退寒热之良材。

芦根（十四）

下噎膈之痰，清吐逆之火，三阳秘结，遂作灵丹，三消渴病，恃为神品，劳复食复，单煮汁浓，霍乱闷烦。麦冬同饮，至于芦荀之为用也，除热而利小水，极其所长，兼解狗马河鲀毒矣。

藜芦（十五）

吐上膈风痫之痰，而咽喉称快。杀遍身疮疥之毒而搔痒云平。防风煎伴，中风痰症，探吐功高。少入麝香，头疼风吹鼻立应。

连翘（十六）

辛散苦泄，轻扬上行。解六经肿毒寒热，治百肿疮疡痛疼。通月事，疗五淋，消痘毒，杀百虫。利小便而降心经之火，退诸热而清脾胃之湿。从山栀，则引热内降；从麻黄则引热外散。

黄连（十七）

治火毒中于心肝，目障目疼之圣药，驱湿热流于脾胃，便脓便血之灵根，平肠胃之呕吐而安蛔虫，消胸腹之痞满而解烦渴。疗疮疡，攻痔瘺，妇人阴肿立瘳。祛食火，散胎毒，小儿疳积速愈。佐桂蜜而交心肾，入姜辛而疗心肺，醇酒炒以清头目，猪胆蒸以泻肝胆，桔梗麻黄汁炒，达表以解痘毒，盖心与小肠相为表里，心火泻则便水自通，小便通而肠胃自厚。

胡黄连（十八）

除湿热，所以去阴汗，清风热，所以定惊痫。久痢成疳并腰肾伏热同治，骨蒸温疟与伤寒咳嗽俱迁。

黄芩（十九）

枯者上升，故泻肺而除寒湿，坚者下行，清大肠而凉膀胱。滋肺胃之津，涤脓血之痢，调血淋经闭，安胎动腹疼，止嗽消痰以退阳，新久弗论，泄火行热而阴养，表里毋拘。猪胆汁炒，能泻肝胆之火。麦冬汁浸，能润肺家之燥。酒炒则清头目，盐炒则利肾邪，疡科以之解毒生肌，目病以之清珠，退翳鸡子清调。驴马负重破伤兹品可敷，为末酒服。炙疮血出不止，是药能医，此盖诸科半表半里之药也，然须知黄芩退热，乃寒以胜之，折火之本也；柴胡退热，乃苦以发之，散火之标也。

知母（二十）

滋肾水以制心肺之火，所以止喘嗽于阴虚，养阴血而润肠胃之枯，所以通阳旺之闭结。初痢脐下痛者能却，肺烦肾燥甚者堪除。上解瘟疟之渴而生烦，惟寒嗽肺家不妥。下令小便之长而不浊，若肾虚气脱非宜。致脾寒作泻者，久用颣，退有汗骨蒸者。专功所凑也。

玄参（二十一）

强阴益精，补肾明目，利咽膈，疗骨蒸，清空中氤氲之诸气，气理则痰自化，肃上下无根之客火，火平则气自顺，血滞小肠不利，并伤寒瘟疟兹为要剂，心神颠倒欲绝，及中风热毒，此奏仙功，方云酒下消鼠瘘，生捣敷传瘰疬，皆散火降痰之验也。

芦荟（二十二）

凉肝故明目，除烦故镇心。五疳何自而生，总繇脾胃内热，惟寒能退热，兼疗惊痫。三虫何自而蘖，皆因脾胃湿蒸，惟苦能杀虫，并医瘘痔。

灯心草（二十三）

奚事乎清心定惊者，疗小儿之夜哭。请其灰点喉痹与竖蛾，则封以煅。生煮根苗或败席，总治五淋。烂嚼和唾贴破伤，封糊流血。治疗木通相似，轻浮少逊其功。

青蒿（二十四）

入心以泄丙丁，故主骨蒸劳热，瘟疟浓痰。入脾以去伏热，故主阴虚盗汗，酒痔便血。得补阴诸药，产后虚热清宁。得童溺乌梅，劳怯倦疼爽快。嚼敷金疮蜂蜇，止痛消红。揉塞鼻衄耳脓，血停流止。

地肤子（二十五）

上治头面之湿肿，而洗眼则除热涩疼。下疏膀胱之疝气，而利水则消四肢浮胖。浴皮肤兮散热，瘙痒云平，捣叶汁而绞饮，诸疮毒解。

天名精（二十六）

辛能散结，且去湿焉，寒能除热兼凉血焉，瘀红顿解，便水旋通。止烦渴也胸次开，揩瘾疹也瘙痒止。消痔疮，推为圣药，平喉蛾，信有神功。

山豆根（二十七）

专泻心火，则金肺无然，兼消诸毒，则热痛可缓。治乳岩解中蛊，该五般急黄，可以量治。杀虫癣，副蛇伤，独喉风牙痛，尤属擅长。

青黛（二十八）

郁火除，热毒化，而伤寒赤斑并唇口焦渴俱苏。止下痢，杀诸虫，而疳虫消瘦与惊痫痰气皆理。乃入肝平木，入脾散火之药也。

兰草（二十九）

和血也兼利水道，止痛也且杀蛊毒，解消病之渴，扫胆瘅之热，与夫胸满痰癖，陈积郁气，无不结者使开，滞者使散也。

紫草（三十）

凉血最胜，清心更佳。湿热之侵脾胃者祛，五疸除九窍利，邪热之盘心腹者解，中气补肿满消。川芎赤芍入青葙，医眼目之赤障。连翘荆防兼角刺，散痈疽之红肿。大力子同用，催痘疮于未发。淫羊藿偕吞，起痘疮于将现。攻血泡，佐以红花，消水泡，并以茯苓。其在痘疮也，深红紫黑，枯陷便闭者宜咀。若气虚脾泻少食便利者禁用，泻痢勉强投之，必须糯米监制。古方惟用草茸，取其初得阳气，触发痘疹。

茜草（三十一）

凉血行血，故蓄血之黄疸，服此功高。味苦性寒，故热泄与内崩，并医衄鼻。室女经滞不行，产后血运虚热，用于活血药中甚妙。痘家红紫干枯，外症乳结成痈，用于解毒药中立效。

白蔹（三十二）

血分之热可泄，荣卫之逆能和。入藜芦而酒调，敷疔肿而痛止。同半夏而酒服，去硬刺而咽通。熟附子佐之，解风痹之筋急。杏仁白石脂为伴，消面鼻之酒皶。

茅根（三十三）

禀土气之冲和，感春阳而萌蘖。内热则血瘀，瘀则气滞，滞则津枯。惟寒以凉血，故补中而止吐衄。热去则和，和则瘀消，消则闭通。惟甘能益血，故扶脾而利淋便。葛根同煮而温病热哕自宁，芦根并煎而反胃上气亦止。苗芽号曰茅针以酒煮服，顽痈速溃，茅花敷灸疮不合，罨刀箭金伤，入能止衄除衄，瓦上败茅，择洗焙干为末，可掺压痘疮之溃烂，取其解毒燥湿也。

马鞭草（三十四）

能通血脉，透入子宫。驱瘀而理月事，捣碎以涂阴肿核痛，兼痢而治白红，主下部𧏾虫并金疮积血，研末是敷，杀一切疳虫及血气癥瘕，捣生煎用，利小便之卒痛，禁疟久之热蒸，绞肠沙痛，用以除疼，缠喉风痹，资之立效。

地榆（三十五）

清下焦之湿热，理大腑之流红。痔漏有功，崩痢尤验。止妇人带下，并疗肠风。却小儿热疳，兼清瘀积。同金银花、穿山甲，水酒浓煎热服，治横痃鱼口最神，去山甲，加牛膝、木瓜、僵蚕、黄柏，治下疳阴蚀极效。

芍药（三十六）

调湿益津，令水自行，抑肝补肾，令血自生。清胃安胎腹中虚痛，春夏大加。生阴敛汗，血分虚寒，秋冬少下。当分白补而赤泻，俱可逐旧以生新。痛痢用炒，后重用生，血虚用煨，产妇用忌，生用则降，酒浸可升。白芍属金，专入脾经血分，土实则金肃而木气自敛，故风热除，咳逆止。赤芍属木，专入肝家血分，木平则土安而金气自疏，故腠理通，闭肿消。赤芍泻肝火，投暴赤眼，而浸洗与煎服同功。白芍治腹痛，佐以炙甘。而夏芩冬桂酌配，痘家、血热及血不归根者，用此酸寒，方能收敛但血寒痘不发者勿用。

生地黄（三十七）

安胎损下血，止产虚腹痛，解心肾邪热，而吐衄发狂清肠胃湿火，而便涩艰闭，生血凉血宜用。阴虚滞气滞痰，骨寒所忌。气症姜制，血病酒蒸。盖肝肺清宁则魂自定，胆气强壮则惊自除，心肾交济则志自长矣。

天门冬（三十八）

气薄主升而入肺，味厚属阴而入肾。肾为水脏，平则温且坚，虚则热而软，苦寒功茂，热除而软坚，故骨强。肺为水源，平则声清亮，热则痰逆壅，苦寒力爽，痰散而喘停故肺静。百合同煎，能除肺痿。片芩并服，能疗肺痈，未溃者，佐苏叶与枳壳焉，已破者，辅贝母与白芷焉。尤止血溢妄行，更润燥肠闭结。须知天麦门冬，并入手太阴，止咳消痰。而天冬复走足少阴，降火助元。盖肾主津液，燥则凝聚成痰，得润剂而化行，所谓治痰之本也。

白鲜皮（三十九）

入肺经以去风，入小肠以去湿，风湿既除则血气活，杨梅痹癣自光，风热不生则膀胱利，阴痛惊痫自止。

马兜铃（四十）

专主肺热喘嗽，兼杀痨虫蛊毒，盖肺与大肠相为表里，大肠受肺热之遗，故有痔瘘之症，今脏热既清则腑热自退。根名土青木香或捣末或水磨，可涂疔疮，可抹蛇伤种种诸毒，更治积聚下气，效甚速也。

龙胆（四十一）

除胃中伏火，消目内赤疼，益肝胆而惊悸平，杀虫毒而黄疸退。

下焦湿热，此号仙丹，婴孺积疳，是名神药。盖目得肝中之血，瞳府滋明，肝资目内之潮，木根逾茂，奏勋眸子，厥有自矣。虽然须知相火寄于肝胆，有泻无补，故龙胆之益肝胆，功在泄其邪热生气，发于胃腑。忌苦畏寒，故苦寒久服，气胜患其反从火化，空腹饵之，令人频溺。

夏枯草（四十二）

散结而湿痹又消，故主瘰疬乳痈，鼠瘘瘰疬。除热而肝血又补，故疗肝虚目痛，冷泪羞明。盖其气禀纯阳，而能补养厥阴，故治目珠夜疼尤称独胜。

大青（四十三）

专水煎服，专治天行热病，头痛口疮，酒送下。亦疗小儿肚皮，卒然青肿。

蚤休（四十四）

救惊乱而卒倒如僵，扶癫痫而忽闷若绝，解摇头弄舌之怪症，消喉鸣身热之奇疴。虚痰火那堪不用，痈肿毒作速推遵。

马齿苋（四十五）

具代砂结汞之能，抱杀虫利便之力。饮汁则癥结恶物俱下，捣敷则火丹疔肿咸消。脾血凉，故赤白下痢乃吉。肺热散，故目盲白翳生光。洗肿胀之下疳，驱脚气诸湿热，与苋实主治相同而功力逊之。

乌芋（四十六）

津生而热除，食消而气下。胡桃同食，化铜物之误吞。微末研漂，扫目睛之翳障。

漏芦（四十七）

主通利，其性也，故能下乳汁，行血排脓，瘰疬医，肠风解。

专散热，其力也，故能祛恶疮，疽痔湿痹，生嫩肌长新肉。

蒲公英（四十八）

化热毒，消恶疮。忍冬藤兮同取汁，入酒温服散乳癖，取茎和根捣白汁恶刺狐尿刺涂溅。

苦参（四十九）

疗恶疮，去热毒，遍身风癞能消，症瘕亦破。平胃气，逐寒邪，填膈痰涎可吐，结滞亦散。用多能滞肾气，久服亦致腰疼。少入麻黄，能扫皮肤痒疹，佐以山栀能止卒暴心疼。同茵陈，疗湿病、狂言，致心燥结胸垂死。同槐花，除肠风下血及热痢刮痛难当，止泪目明。服偕甘菊，解渴利窍。煎并麦冬，遗溺与黄疸，主利药以逐水，赤癞而眉脱，君辛药以驱风。盖湿胜生热，热则生风。故东南地卑，燥湿为要。

贯众（五十）

头风除，癥瘕破，兼疗金疮，散湿热，杀三虫，单攻鼻衄。不但起发斑疹，且解草木等毒之误餐。不但堕硬软坚，亦治疮肿猪疫之诸症。

紫背浮萍（五十一）

散湿热于皮肤，染焦枯之须发，消水肿而利小便，去暴燥而止消渴，同艾叶发汗登时，驱风效捷。又一诀云，紫背浮萍，晒干筛末，蜜丸如弹，豆酒化呷，瘫痪诸风，一颗妙诀。

冬瓜（五十二）

裹黄土煨以绞汁，可治痢渴伤寒。赤小豆制而同吞，除小腹水胀。切片摩痱子，取仁开脾胃。若使食未经霜，陡见病成反胃。

天竺黄（五十三）

同犀角丹砂以养心除热，热清而惊悸顿平。同胆星贝母以利窍豁痰，痰消而癫痫立止。

山栀（五十四）

泻心肺郁结之火，屈曲而走膀胱。消脾胃会黄之积，流利而清头目。单用于呕吐有防。仁与心通，用其仁心热可疗，炒服于衄衊有益。皮为肌类，剥其皮肌热可除。炒之黑而虚火降，制以姜而烦壮去。酒炒上行，盐浸下走。炒煎入姜汁，胃脘火痛立消，鸡子清末调，汤火伤急救，去目赤睛胀，止霍乱转筋。加生姜陈皮，治呕哕不止。加厚朴枳实，除腹满而烦。加茵陈，治湿热发黄。加甘草，治中气虚满。

茶茗（五十五）

化痰而解烦渴，甘露均功。消垢而醒睡魔，温泉拟烈。吾尝其清利头目之奏，须防其疟害生化之源。细者为茶，大者为茗。上病用茶，取其轻清而上升也；下病用茗，取其重浊而下降也。

柿（五十六）

导火热下行则关窍利而鼻耳通，祛血分湿热则肺脏清而腑病却。润喉燥者干柿，降呃逆者蒂钱。嚼化柿霜，利肺经，消痰火，止咳嗽。若乃干柿煅灰，饮服二钱，肠红之神剂也。干柿干饭，日日干餐反胃之仙方也。

梨（五十七）

降心火而凉喉利膈，清肺热而荡嗽涤痰。黄连渍彼汁中，点目弩之赤痛，丁香包煨纸裹，堕反胃之食翻。

孩儿茶（五十八）

化痰生津而上膈之热清，长肌定痛而金疮之血敛。与硼砂等分，牙疳疮口堪搽。佐片脑珍珠，阴疮下疳宜敷。

八角茶（五十九）

入肝而凉血热。煎其枝叶，白癜风除。入肾而清湿热，剥皮浸酒，腰膝自强。所称平阴虚之痰火，而肺免炎熬。消杨梅之结毒，而容颜复旧者必须拣叶芟刺，蜜涂蒸晒，服之经久，费鲜功多。

竹茹（六十）

解虚烦，除呕哕，流利胸中痰热，扶持病后懊。

竹叶（六十一）

疗风邪之烦热，而消渴喉痹俱平。定喘促之上冲，而痰壅呕吐咸止。

桑白皮（六十二）

利肺中之气，气泄而喘嗽平。逐肺中之水，水去而肿满退。又治唾痰见血，尔主客热虚痨，阿胶补血，怪其敛肺，制以桑皮，补泻得均。蜜炙杀肺虫，作线缝疮口。汁取新根，治小儿之鹅口。与夫天吊，沥烧下酒，治破伤之中风，并及风疮。桑叶清凉补血，经霜明目，渴亦能消。至与胡麻合并九蒸，气血两盈。晚叶焙研茶下，吐血立止。剪其柔枝祛风杀痒，兼同益母煎膏，紫白癜风敛迹。摘其甘椹，血养热除，熬液密和酒下，百种风热潜踪。灰淋汁煮干，别名木卤，引药攻毒，透骨钻筋。同铁销蟾酥以拔疔，同乳香、没药而止痛，桑虫发毒，桑耳破癥。

地骨皮（六十三）

疗在表无定之风邪，更除囊湿风痒。去传尸蒸骨之有汗，尤治肝肾虚焦。退烦热而渴除，清肺气而嗽止。君四物汤，鹿角胶，佐以丹皮，治妇人骨蒸最妙。佐解毒汤，生地黄，臣以茜根，治痘家热毒为良。洗捣自然之汁，小便出血能医。研搽下体之疳，止痛生肌立效。

黄柏（六十四）

气专走皮，味专走骨，自顶至踵，沦肤彻髓。泻肾水之狂荡，降相火之有余，去湿热于膀胱，起痿疲于脚膝，吐衄黄疸何有也，淋漓白浊岂难哉。安上焦虚哕之蚘，而目热者红消楚解。松脐下热结之痛，而肠澼者痔疗痢医。猪胆同研以和铅粉，则热疮之有虫者，久不合口而顿收。使偕龙脑并拌黛青，则心脾之郁热者，颊舌生疮而可掺。蜜炒为末，煨蒜捣丸，米饮为汤，则治妊娠之白痢。蛤粉等研，煅加牡蛎，蜜丸酒服，则医赤白之浊淫。

枳实（六十五）

最滑窍，极破气。同半夏以消痰癖，同桃仁以去血瘀，挟白术而宿食磨，随大黄而结屎出。气虚勿用，痞满宜投。枳实小，性酷而速；枳壳大，性宽而缓。脾病宜实，胃病宜壳，故胸中痞，肺气结也，有桔梗枳壳汤。心下痞，脾血积也，有白术枳实汤。

枳壳（六十六）

行气血久滞骨筋而关节不利，扫皮肤中风湿而痛痒难禁。与紫苏香附同施，有疏风散寒之用。与桔梗为伍，有宽中下气之功。入二陈则消食化痰，入五苓则利水退肿，束胎瘦胎尽妙。肠风肠结皆通。烧烟熏煎汤洗，米饮调服，总为医痔上药。

侧栢叶（六十七）

清荣卫，耐寒暑。煅灰可却崩中之血，酿酒能祛历节之风，吐衄除浊有济，服之又益聪明。

槐实（六十八）

清血受火伤，而崩中痔漏，肠风便血皆治。除内热邪实，而妇人乳瘕，子藏急痛咸瘥。枝洗湿痒之阴囊，胶药肝风之筋挛。疮烂皮治，喉痹根医，花主热痢杀虫，叶主惊痫癣肿。

椿白皮（六十九）

治下血经年并泻痢腹痛，疗小儿疳痢并肠脱产余。同滑石而粥为丸，医女人白带。偕人参而米饮下，疗肠内血脓。痢疾积气未尽者，不可骤用之而涩滞也。

楝实（七十）

祛郁积之湿热，诸虫自消，散浸淫之邪蒸，疥癣自愈。子治肾虚疝气而利水，根杀肠胃诸虫而止痛。用根之法须辨二端，色白向阴方云可食，红根立毙切宜忌之。

绿豆（七十一）

入心泻火，热毒以除，入胃和中，风疹以散。豆皮留作枕卧，堪清目翳头风。偕大黄之与薄荷，小儿丹肿，可涂抹也。同乳香之于甘草疽，内攻疽毒，使外行焉。滑石蛤粉匀和，暑月痱疮可扑，凉生夏雪，快并秋风。

浮麦（七十二）

止汗除烦。北产者厚肠旺力，小麦带皮退热，筛面者湿助渴增，麸能宽中行气去湿消膨。衍义云，面热麸凉，炒而熨之，则收湿散气。更有一法，入面和饼，覆于痛处，上以火熨，亦能除肿止痛，总之解少阴之热而小便利。盖小肠与心相表里也，益心经之血而肝气养，盖子气敷荣，令母实也。

薏苡仁（七十三）

壮筋骨善疗屈伸不便之拘挛，调水肿，又理麻痹不仁之脚气。分清脾湿宁肠胃，令饮食自进。维持肺痿，停咳嗽，使脓痰自除。补脾却胀称奇，益寿延年真妙。惟受热而筋挛，受湿而筋缓者可用，若受寒而筋急者，切须忌之。力势和暖，倍用方效。

黄丹（七十四）

性润下，安心神，小便有节，质镇重，平肝木脐挛自宽，入膏药，风热潜消，生肌止痛，得滑石金疮以敛，吐逆兼医。

铁锈（七十五）

油调涂疥癣恶疮，蒜和敷蜘蛛虫咬，蟾酥脑麝与此同研，宜用针挑而入肉，风热肝经一时平复，兼拔疔肿之根苗。

粉锡（七十六）

辛寒，解毒疗疮，重坠以下怀胎，涩腻以节小水，胭脂轻和润娇容而益丽，秽气偶逢，幛黎肤而增玷。

丹砂（七十七）

血脉通调，魂魄安定，清心热而烦渴不驻，镇惊悸而鬼祟来缠，解痘疹之毒根，纳浮溜之虚火。和大枫子研末，则杀疮虫。佐条黄芩为丸，则绝胎孕。

石膏（七十八）

发阳明之汗，汗出而头已其疼，坠阳明之火，火息而齿苏其痛，痰喘有效，暑渴多功。张仲景恐其重以趋下，暖以甘草之甘；恐其燥甚劲急，濡以知母之苦；恐其大寒泻土，载以粳米之平；恐其魄丧气消，益以人参之补。白虎性猛，功烈祸祟，须认大汗大烦，口舌干燥，渴能消水，脉洪大滑，不惟无表症，而亦无里症者，方堪用之。

滑石（七十九）

驱暑毒而消渴烦，利小便而实大腑，平霍乱之吐泻，补胃补脾，制火劫之伤寒，专清心火，痢危噤口，当入参煎，积痛冲心，宜加黛饮。

芒硝（八十）

溃脓散血，利便通淋，下一种之实痰，痰消由其能软坚也。泻六腑之积热，热去由其能润燥也。

玄明粉（八十一）

凉心膈而烦燥除，清肠胃而宿垢荡。去翳明目，实热多功，软积消痰，虚寒反累。痘家实热便秘，用于当归解毒汤不损真阴。妇人胞衣不下，童便调和二三钱，热服立堕。

白矾（八十二）

入骨以除固热也，鼻中息肉能祛，禁泻以培虚脱焉，妇人白沃可疗。同皂荚，吐风痰，喉痹清楚。和蜜蜡，消痈肿，疮癣精光。调腊醋，漱齿舌，痰涎涌出。

绿矾（八十三）

酸涌化涎而喉痹愈，燥湿解毒而疮癣除，散热收涩而肠风泻血能止。火煅醋淬，即为矾红，加以健脾诸药，一切肉积食积，坚久不消及酒黄水肿，悉皆攻治。

青盐（八十四）

助水脏而血凉，故能止目痛，而筋骨以坚。补心虚而热退，故能除腹痛，而积聚顿扫。咸味于五行也，水曰润下，毒得水而邪蛊自清，然多用则伤肺引痰。心苗与小肠者，相为表里，心火降而溺血自止，然错投亦泻精走血。

食盐（八十五）

自水生可以补肾，从火化故能实脾。炒来黄色和童便温服，霍乱几死而立甦。烧裹青皮，候赤色酒吞，中恶心痛而随止。至若血病喘嗽水肿消渴，法所均忌。

童便（八十六）

降火最速，清血甚验，清寒泄泻有碍，产运蹼伤尤神，中蝎昏倒，火烧闷绝，灌下即甦。绞肠沙痛，血腥冲喉，服之即愈。乘热下咽，立除骨蒸劳热。咳嗽吐红，炼成秋石，尤能滋肾还元，清心明目。

人中白（八十七）

退痨热传尸，善疗汤火，清肺痿吐衄，又治口疳，夺命于发狂，保生于血运。

夜明砂（八十八）

散内外结滞，除血热气壅，柏叶末同，牛胆和吞，青盲障翳，即时净尽，活捉刺血，点目亦佳。

犀角（八十九）

解心热，伤寒发狂，清心神，中风不语。镇肝消疡，疏痘毒而斑疹能消。理胃散邪，止吐血而惊痫可治。盖火热下行，烁肾则目昏，惟咸以滋肾，故明目。热邪上行逼肺则音哑，唯寒能制热，故清音。易老云，上焦蓄血，犀角地黄汤主之；中焦蓄血，桃仁承气汤主之；下焦蓄血，抵当汤主之，三法宜知，不可忽也。

羚羊角（九十）

清肺热，治乎伤风脏毒，癫痫惊乱。泻肝火，疗乎目痛昏花，气逆噎塞。且理伤寒寒热之不除，抑调产血血风之杂症。须知犀牛角镇心，而心血以凉，羚角镇肝，而肝血不焦，血虚之症，慎勿混用。

熊胆（九十一）

入水分尘，如练不散，醒惊清火，诸胆尤长。同使君删补诸疳赢瘦，入片脑涤洒久痔目衣。

牛乳（九十二）

血脉养和，理噎膈反胃，五脏滋润，利燥结大便，虚羸消渴能医，肉人怪病可疗。牛肝补肝，亮雀盲。牛酥滋肺释咳血。角主带下，行血止疼。牛胆主风痰，凉肝明目。

象牙末（九十三）

针箭入肉，和水涂敷即出。恶疮漏管入药拔毒生肌，立通小便之艰，带生煎饮能减小水之数，烧服其灰。象胆苦寒能杀百痨之虫蛊。象皮收敛，煎入诸膏而长肌，而胆又能凉肝火而散翳障，眼目清明，去脾热而消积疳，口无杂臭。

猪悬蹄（九十四）

并蝟皮，摘槐角子，漏管退而生肌。同蝉蜕，取角羚羊，目翳消于痘后。猪肺止嗽，而四足则下乳汁而濯溃疡。猪胰涤污，而两肾则泄肾气而理腰痛。研牙皂入胆搅匀通便秘为甚捷。夹雄黄蜈蚣包指，缚天蛇使内消。乌芋入糜煨，食下反宽腹胀，黄连猪同煮捣丸令脏毒血停。

牡鼠粪（九十五）

治阴易劳复，韭白同煎，惟汁是取，散乳痈初起，红枣裹煨，入麝些儿。

穿山甲（九十六）

溃脓破血能消痔，杀鬼止惊兼下乳，发痘浆之不足，定小儿之吐泻。欲治乳囊肿痛，则于木通夏枯，同捣酒调。欲止痔瘘出血，则于蝟皮条芩同研汤下。君柴胡，能却暑结之疟邪。君鼠粘，能透痈疽之头点。

蛤粉（九十七）

总理诸痰，疝气带下。友香附以和虚热心疼，朋大蒜而利气虚水肿，时偕黄蘗则于白浊遗精，厥有裨也。

牡蛎（九十八）

疗遗精旋施带下，善汁汗更治崩中。咸以软坚，故墜凝痰于胁肋。寒以除热，攻消瘰疬于喉咙。若乃水肿阴囊须臾可疗，必须干姜为末，冷水同调。欲止盗汗，则佐以杜仲；欲止自汗，则佐以黄芪；欲止头汗，则佐以麻黄；欲清胁硬，则引以柴胡；欲消项核，则引以牙茶；欲消股肿，则引以大黄。

蝉蜕（九十九）

止夜啼，通乳汁，疮癞皮肤瘙痒，气之虚也，用兹气实之物，则补气虚而痒止。目睛风热翳泪，气之结也，用兹气化之品，则行气结而翳消，得风木之象类。含杨柳之阴精，消风定惊而催生。杀疳除热而发痘。入疏散药中，则清肌表之热，入解毒药中，则除脏腑之火。痈疽外肿同麻黄以散之，痘疮未实同麻黄以疏之。

蟾蜍（一百）

治小儿疳腹作胀，煅食立消。疗丈夫疔疮出血，取酥点治。发背逢初起，捉胆连肚子破开，乘热敷疮头，更易三四翻即愈，若暇暮者，另是一种，仅能攻热毒散血滞而已。

真珠（一百一）

去心热而定惊痫，散肝火而除目翳。益脾消积而皮肤上逆自退，补肾开聋而结毒中阴蚀，兼攻研抹骚疳凉生肌腐。

田螺汁（一百二）

止渴能停痔痛，醒酒更提脱肛。痢疾禁口必危，烂捣入麝烘贴脐间，过半日自然思食。尿闭腹胀难忍，生捣加盐，敷扎脐下约寸余，俄顷流通。纳真珠与黄连悠间取汁，点风热之目痛，豁亮无虞。

斑蝥（一百三）

伤肤肉蚀死肌，瘰疬疥消并医狗咬。逐肠胃，走下窍石癃，血积破兼堕怀胎。

蜣螂（一百四）

除肝胃之风热而惊痫支满自平，泻大肠之滞壅而便秘奔豚俱解。引痔虫渐出，掺肛脱徐收，水片少加撚纸蘸末，入漏孔而肉生腹下度取，心肉稍白，点疔癢而痛已，微炒巴豆，捣贴癣生，入骨箭锋，拔之即出。

白颈蚯蚓（一百五）

利黄疸，消虫瘕。荆芥同捣而沥其汁，热病发狂得汗而解。清水淋滤而出其滋，湿热便闭，随呷而通。夹盐入葱管之中，化水滴耳聋最效。煅灰入乳香于内，油调抹疬烂无京。蚯蚓屎炒枯滤饮清湿热于胃肠，水和调涂，觧丹毒之一切。捣和蘘叶汁时行腮肿能敷，煅入百草霜疮号燕窝油抹。

拾遗赋

遗宝物而人拾，照乘连城，遗药品而我收，扶生起死，徐探他剂，先说温材梁上尘，主噎膈中恶，又疗腹痛，暨小儿软疖而兼鼻衄。东壁土得太阳初气，能温脾暖胃，又祛湿热在伏天，邪暑泻痢同科。石钟乳下行，补阳衰而止寒嗽。伏龙肝镇坠，疗产难而消肿痛地龙骨主脓血淋漓，致烂疮收口。水龙骨主血风臁毒，故血敛损伤。诃子、粟壳何施？是虚寒嗽痢无可奈何之药。黑丑、白丑奚用？乃肿满便闭万不得已之图。补血添精，肠虚获润，肉苁蓉佐锁阳搜风去湿，脚弱能强。茄子根伊松节乳香定诸经之痛，又能长肉于损伤，妙尤在伸舒流注之筋缩。没药散血气之凝，又会止疼于肿刺，力且能祛除血热之目衣。金樱子涩精益肾更主脾泄血崩。青葙子明目清肝兼疏风热湿痒。乌桕树皮立通二便。功垺巴牵，杉木老节，脚痞煎医兼平漆咬。墙蘼根退热。月季花活血退热故风除湿散，好瞑而遗矢者，煎浓汁以频尝，活血故罨肿靥毒。瘰疬之未成者，芫荽沉香煮茹嚼。蚕豆和韭菜误吞金石坠下登时。煅刀豆子汤吞气下呃停，须臾平复。银朱灭虫痒而扫疥癣疮疡，白前定气升并降气逆嗽喘，石碱烂痈瘰瘀肉。烟胶杀疥癣虫钻，羊头之骨烧灰消磨鲠咽之铁，羊胫之骨煨过，便下误吞之金，病后劳复预防，烧研头垢，下以米汤，吹乳乳岩统治。水醮无根霜丸百齿、羊肉主头脑大风，产妇疝痛，痨羸虚寒，补形在表，青肿损伤，新鲜薄贴羊角，主肝热青盲，火风头痛。羊肾主精虚阳痿，气怯痨伤。生食子肝，疗火眼赤痛等疾。刺血热饮，解水银毒与砒霜。

　　黄狗阴茎能令阳道丰隆，精暖多子。狗头骨灰能止虚寒久痢，赤白带下。水獭肝止嗽却鱼鲠，治痨绝传尸。海狗肾暖精壮阳根，破瘀辟尸疰。白花蛇治瘫痪，除风痒之癞疹。乌梢蛇疗不仁，去疮疡之风热，鲫鱼温胃扶脾，治赤白久痢。鳝鱼补中益血，治口眼㖞斜。蚶肉温中消食，暖腰脊而益血颜，蛤壳火煅醋浇，消血块而化痰积，温散热裨停温摘热。天雄补阳虚于下焦，能医瘫痪脚气多功。草乌逐寒湿之风痰，遇冷即消，逢热即溃。川乌破积，湿痹能除，入骨搜风，散兹冷痛，侧子轻扬专能发表，四肢风疹立奏神功。胡椒下气温中而疗腹心冷痛。鹿茸壮阳阴补，而止崩漏池精。大枫子燥湿散风，经行虫杀，大疯疠疾并治，疯癣疥癞相宜。樟脑气香远窜，能通关利窍，逐邪中恶，且去湿杀虫热温异路和缓须平。无名异酒调呷，下瘀血之由损伤。醋磨涂，主生肌之在肿毒。自然铜散瘀血，接骨续筋，破滞气和伤止痛。石苇清痨热，利淋癃而除烦下气偏能。大枣和脾胃生咽津而过甘或防胀作，欲治风湿虚痿阴中肿痛，子觅蛇床。欲疗淋癃疝瘕，肾气虚损，蛸求桑螵，桦木皮湿热性祛，能医黄疸，烧灰酒下，尤治乳痈兼疏肺风，剂之辄效。紫荆木破诸宿血，能下五淋，单末酒调可围发背，勿令滋蔓，应疗初生。木芙蓉清肺凉血，散热解毒之功臣。山茶花吐红衄血，肠风下血之良将，豌豆痘疗紫黑可救。豇豆补肾健胃双能。剪刀草汁调蛤粉敷愈痤痱。杵头糠下气通塞，咽开喉噎。古文钱催产散血，风热火眼尤凉。蜜陀僧结散积消黔黵敷面至美。半枝莲解蛇伤之仙草。紫地丁消肿毒之灵苗，屎蛆善消疳积，胀满无虞。蟾肺专理五疳，胖儿羸瘦。兔脑利胎产以催生，兔肝补肝气以明目，兔血和荞麦能稀疮痘于儿家，兔屎磨槟榔，能褪目翳于痘后。白鸽疗白癜疬疡风。㻬琈解痘疹中蛊毒。猬皮清湿热于下焦，防流痔血。熊掌益阳气之不足，力御风寒。文蛤化痰兼凉血热。鳢鱼脾补，又下水浮，受水气而浮肿也蛤蚧嗽止肺凉，益肾足阴利膀胱淋沥之水道。鳗鲡补虚痨愈，去湿风消，除传尸鬼疰之虫魔。白鲞利疏，理脾开胃。脑石坚重主下石淋。褌裆经衣，是色疸女痨，阴阳易病之针对。妊妇爪甲乃肝虚翳障，飞丝入目之医王。

平与寒邻，请收寒剂。海藻散瘿瘤而下水肿，脾湿宜停。大戟疗癥蛊而利二便，脾虚勿用。淡豆豉理肺逆，却头疼，偕葱白而温尝，初起伤寒统汗。甘蕉根解结热，敷丹毒同旱莲而煎贮，血淋涩痛徐通，力紧者朴硝，散六腑之积聚，而肿目痹喉可祛，力缓者芒硝泻五脏之实热，而血留痰结能去。胆矾止惊痫而吐风痰，更消热毒。水银疗痂疡而除虱疥，并堕怀胎。萱草根调沙淋，疏水肿而身黄酒疸兼医。水银粉杀疥癣，敷痱疳而鼻上酒皶（音查）亦治。水臌湿肿请商陆，湿热腹虫用雷丸。淡竹清心利水。葛花解酒毒除，滚咽膈之痰，平翻哕之胃。石打穿（蒋仪用曰：噎膈翻胃，从来医者病者群相畏懼，以为不治之症。余得此剂十投九效，不啻如饥荒之粟，隆冬之袭也，乃作歌以誌之，歌曰谁人识得打石穿，绿叶深纹锯齿边，阔不盈寸长更倍，圆茎枝抱起相连，秋发黄花细瓣五，结实扁小针刺攒，宿恨生本三尺许，子发春苗隋味苦辛平入肺脏，穿肠穿胃能攻坚，采掇茎叶捣汁用，蔗浆白酒佐使全，噎膈饮之疾立化，津咽平复功最先，世眼愚蒙知者鲜，岐黄不载名浪传。丹砂勾漏葛仙事，余爱养生著数言。）识得者谁？止吐衄之红，收肠胃之血，血见愁能寻有几？蝼蛄逐水，水胀随平，蛤蜊消酒，酒积顿涤。土茯苓伐疮齐斧，若毒栖筋骼，又不如山慈菇力猛无前。黄葵花脓溃先锋，若疮关气血，又不如茺蔚子功勋浩大。紫参清肠胃湿热血瘀，疏兼经妇之滞。苎根凉胎妊，渴焦狂发，浴兼儿毒之丹。陈酱解汤火腥膻。苦苣涂疗疮沙虱。苜蓿叶取汁，酒疸宜投。芥菜卤凤储，肺痈恰中。泥宿屎坑之底，疗肿发背，止痛当涂。水刴大蚌之中，明目定心，烦除渴解。漆疮热疮汤伤火伤。废井苔及萍蓝同用，衄血，吐血，砂淋，石淋，破舩板底苔青与和。鲤鱼胆点眸去翳，滴耳豁聋，其功不小。鲤鳞皮煅末水服，鲠骨当喉数晨可脱，走血软坚，漆疮涂减，去壳微炒，接骨连筋捣爪水煎，堕胎破血。蚺蛇胆临杖噙化，护心避痛恶血湔除。黑嘴白鸭童便同煮，大补虚痨，消肿退热。榧子杀嗜茶之虫蛊，色改面黄。山柑和热毒于胃肠，皮停喉痛，人屎埋融金汁入心坎，解时令之发狂与阳明实热。年久黄垩消郁火，起痘疮之凹陷，并毒药箭伤。蛞蝓、蜗牛，益阴润燥，敷脱肛痔痛，诸热立瘳，坚软筋舒，涂蜈蚣杨梅，毒伤俱解。蜚䖝䗪虫，散脏腑宿血，如肌肤甲错，两目黯黑之症。治扑伤疟癖，有续筋整骨，和血调经之验。青鱼胆入片脑点火眼而乍转清明，入胆矾吹竖蛾而攸抽嘹亮。麒麟竭破瘀血而止痛，生新血而长肌。利水破血诸药，令妇落胎；散风发汗众材，致人虚弱。热药多秘，惟硫黄暖润而疏通，冷药多泻，惟黄连肥肠而止泄。

博裁性论，约选新编，气味阴阳不同，浮沉升降各异，酸为木化，入肝为温咸因水生，入肾为寒，火苦入心为热，金辛入肺为清，肝则为土。入脾为至阴。而四气兼之皆增其味，而益其气，故各从本脏之气为用。辛甘发散为阳。酸苦涌泄为阴，气为阳，气厚为阳中之阳，气薄为阳中之阴。味为阴，味厚为阴中之阴，味薄为阴中之阳，清之清者发腠理，清之浊者实四肢。浊之浊者走五脏，浊之浊清者归六腑。辛散酸收，淡能渗泄，咸软苦泻，甘则后结。考药性立济世功劳，拾遗品表活人心地。

附：疏原赋

每见医家浪习，书虽读而病昧，缘由议尚浮而不存实意，殃遗匪鲜，业造滋深，夫固难以辞叙也。得其要领，达乎权变，非深心力学之士，其谁克之，故必先明经络，使表里精详而后知受病之深浅，亦必先明气血，令虚实清理而后知用药之泻补。以言乎心，乃多气少血，手少阴也，实则热见乎外，虚则热郁乎内，味甘泻而补之以咸，气热补而泻之以寒。以言乎肝，乃多血少气，足厥阴也，虚则必资心火，实则须抑阳光，味辛补而酸泻，气凉泻而温补。以言乎脾，乃少血多气，足太阴也，实则饮食消而肌肉滑泽，虚则身体瘦而四肢懒抬，最忌脐凸肢浮，尤畏口青唇黑，因饮食劳倦之灾定温多辛少之剂，甘补苦泻，味贵有别，寒热温凉，气各从时。以言乎肺，乃少血多气，手太阴也，实则上热气粗兼鼻塞，泻必辛凉，虚则少气不足息低微，补须酸热。以言乎肾，乃少血多气，足少阴也，实则小腹胀满，而腰背急强，便黄舌燥，泻肾汤可以推广，虚则气寒阴痿，而音声混浊，胻弱脉伏，苁蓉散宜加寻讨，所云味之苦补咸泻，气之热泻寒补，就其宜乎肾者，固如是耳。以言乎心胞络，是为心之腑，即膻中也，乃多血少气，手厥阴也，若夫心应脉，与心相表里者，是曰小肠，乃多血少气，手之太阳，其为病也，痛连腰脊，疼引睾丸，实则烦满而口舌生疮，虚则懊忱而唇青下白。

　　气凉补而温泻，味辛泻而酸补，若肝之所腑，而同应乎爪者，非胆乎？乃少血多气。足之少阳其为病也，眉倾口苦而呕宿汁，状如人捕而善太息，实则精神不守，半夏汤泻之则良，虚则烦扰不眠，温胆汤补之却善。若脾之所腑而同应乎肉者，非胃乎？乃多血多气，足之阳明，实则唇口干而腋下肿疼，法宜凉泻，虚则腹痛鸣而面目虚浮，药应温补。若夫肺应皮，与肺相表里者，是曰大肠，乃多血多气，手之阳明，其为病也，伤热而肠满不通，辛温可泻其实，伤寒而肠鸣泄痛，酸凉可补其虚。若夫肾之所腑而同应乎骨者，非膀胱乎，乃多血少气，足之太阳，其为病也，转胞不利，小便赤涩，烦满囊肿，难于俯，泻实贵用寒凉，痛引腰背，屈伸不便，脚筋紧急，耳鸣重听，补虚还凭温暖。若所称水谷之道路，气之所终始，而与心胞络为表里者，非三焦乎？乃少血多气，手之少阳，其为物也，有象而无质，空处而用存，上实热而泻心阳，上虚寒而补肺气，泻脾土去中焦之热，补胃土扶中焦之寒，下热泻膀胱，下寒助肾脏，相脏腑之上下而补泻自别，定药品之主臣而虚实自辨。总而言之，六腑为阳五脏为阴，胞络即是膻中，配成一十二经。是知按经络以推传变纲纪无差，遵岁气以析阴阳权衡有准。

表宜汗解，里即下平。救表则桂枝芪芍，救里则姜附参苓。当归养血，无芍药而功疏。人参养气，无黄芪而力弱。陈皮不谋甘术，鲜补于脾。五苓未伴桂皮曷疏厥水。表汗者，麻黄葱白不来不发。吐痰者，瓜蒂豆豉未加如壅。大黄能去实热，枳实全资。附子可回元阳，干姜有赖。呕吐非半夏姜汁不止。虚烦非人参竹叶不除。竹沥须姜汁，经络流行。皂角助蜜甜，疏通闭结。非承气汤谁禁狂发。非茵陈散，不愈黄疸。补气自然生血，气药过于血药，反烁真阴。补血不能生气，补阴过于补阳，元神克复痰随气下，降痰利气须先，痰造弱脾，化痰实脾为要。一水不盈则二火不息，元气不实则虚气不消。逐痰太过伤脾，泻火忒多损胃。脾伤则肿胀泄利，胃损则寒呕不咽。开气用温药顺其性也，更有气盛上冲非寒不制。泻火用凉药制其性也，更有火极上炽非热不降。火壅咽喉不宜下逐，气滞腰膝尤可升提。脾虚肺必受亏，若要补脾兼补肺。心弱脾必遭损，欲图心养兼脾。风从上始，予汗剂而风平，譬于鹗之在树颠，雨来则静。湿从下始，投风药而湿愈，譬泥水之泞，涂次风戾斯干。水利则渴消，治渴尤禁逐水。气清则血聚，理气尤禁补血。春夏重于寒凉，秋冬重于温热。

伐实补虚，引经为要。修方进药，禁忌须知。巴豆、大黄克伐药宜西北，东南禀弱非宜。苍术、半夏、香干剂利东南，西北燥强无用。运气不齐，未堪执一。治男子先要养阴制火，治妇人先要理气调经。辛苦之病，滋补为先。膏粱之疾，清利为上。治久病先扶元气，攻急疾暂伐余邪。治病不顾真元论非探本，用药不思后患命曰剿标。医道浩渊数言未悉，学人茫昧自此疏原。

儒通天地，淹贯古今。一身之内，经络次第可憭然乎。夫喉在前坚空接肺为气路，下通五脏以激诸脉之行。咽在后柔空接胃为饮食路，通于六腑。喉下肺，凡八叶，附脊第三椎，莹华悬覆，荫盖诸脏。肺者勃也，言其气郁勃也。寅时气血注此，（气血之行自二刻一周身之后，又从中焦而起，一日一夜有五十次，起于中焦合昼夜而皆然。不但寅时而已不可泥定肺经止行于寅时。）心有系络于肺腕之下，心形如未敷莲花附脊第五椎，五脏系皆属于心。心织也，灵织细微无物不贯，又言深也，深居高拱相火代之行事也，午时气血注此。心外有胞络，裹赤黄脂，其筋膜细如丝，在心下横膜之上，竖膜之下，戌时气血注此。心旁有系，下连肾而注气焉。自天一生水，先结两肾，两肾左右开合，命处乎中，如门中枨闑，故曰命门。盖一阳处于二阴之间，所以成乎坎也，酉时气血注此。心下有膈膜与脊肋周回相着，遮蔽浊气，使不得薰心，所谓膻中也。膈膜下有肝，肝叶左三右四，亦有左右独一叶者，体右而治左，其系亦络于心，附脊第九椎下，丑时气血注此，是为血之海也。肝短叶下有胆，胆者澹也，无所受输，澹澹然也，又言担也，能担当也，其状如瓶，子时气血注此，已上皆属喉一路也。咽门长，下至膈膜，膈膜下有胃，受饮食，上口是名食腕，下口与小肠上口紧对，胃者汇也，五味会聚，万物归土也，辰时气血注此。胃之左梢上有脾，色如马肝，形如刀镰，闻声则动，动则磨胃化食，巳时气血注此。脾胃属土，胃居胸之上而正中，故田字在上之中。脾居胸之上而右，故田字亦偏右而在上。胃下左小肠，后附脊，上口对胃下口，下口对大肠上口，沁清别浊，水液分于膀胱，滓秽分于大肠，未时气血注此。胃下右大肠上接小肠下接直肠，受滓秽而出之，贵通畅也，卯时气血注此。腹下之前为膀胱，状如绵毯，虚松畜水，渐渍而渗入胞中，胞满而后溺出，全赖气化，气闭则病，上系小肠，下联前阴，溺出精施，两窍并焉，申时气注此，已上皆属咽一路也。上焦在胃上口，治在膻中。中焦在胃中脘，治在脐旁。下焦当膀胱上口，治在脐下一寸。所称如雾如沤如渎，即上中下三部，脏腑空处是也，亥时气血注此。命门指所居之府而名，为藏精系胞之物，三焦指分治之部而名，为出纳腐熟之司，盖一原一委也，命门非脂非肉，白膜裹之，在七节之旁，两肾之间，二系着脊，下通两肾，上通心肺，贯属于脑，为生命之原，相火之主，人物皆以此为生育之祖。两肾形如豇豆相并而附于脊十四椎，当胃下两旁前后与脐平直，外裹黄脂各有带二条，上条系于心，下条过屏医穴趋脊末大骨，有二穴，肾由之而入脑，是为髓海，三焦通心，膻中通海，如天地之尊不属五行也。真诰云：脑减则发素。又云：还水之精上补于脑，可见人身任督二脉，如水出昆仑，自尾箕寅位週环宇内，注尾闾复上谓之天河，二脉分于毛际，任自前至唇下片，所以统一身之阴，督自后至唇上艹，所以统一身之阳，通贯前后上下，二脉联通则百脉通矣。诚能吸一清气，徐徐咽下，丹田转尾闾上，夹脊入顶，从前下丹田，是人之尾闾，亦系寅位，溯流而上昆仑，与天地同一源流矣。

滋生赋

古人立法，圆散用蜜用糖，而汤饮勿施，则营散煎制加茶加酒，而水泉载之。血乃成夫水也者，纯阴之精，而气兼微阳。万物取准，而至柔排劲。纵观难罄，枚举堪推。

春雨水，资始发生助中气之不足，合药种子起阳道之萌芽。朝露水，夜气所积万卉攸资，因时令之杀生，附物性为美恶，治黎明之多汗，对脉症而奏功。冰雪水，退大热而火症消。地浆水，解中毒而烦闷醒。繇岩穴中涓涓而出者，为乳穴水，质清味重，茶酿均佳。从梁栋间珠珠而滴者,为屋漏水,毒渍秽承,洗瘰犬啮。借夏冰之凉气,食物而味凝,茹之必成寒热搏激之病。探蒸热于温泉,藉硫黄而性烈,浴体可除疥癞顽痹等疡。糯粳淘沥,咸号米泔,调中而止霍乱,开胃而消宿食。黄梅天雨,罂盎贮盛,经久弥淳,入酱易熟,沾衣速败,澣垢如遗,疥癣涤肌,瘢痕悉灭。长流水疏源通远,四肢湿肿相宜。急流水湍纵峻速,足胫风湿合治。如治脾胃虚弱泄泻不食等症,则用池沼停蓄之水,取其得土气而助脾元也。如治阴不升,阳不降,乖膈诸疾,则用河井各半之水,取其阴阳和而可升降也。逆流水发吐,升散痰饮之郁陶。井底泥大寒,能敷热病兼汤火。清晨井中天一之气浮结于面,磁器轻取是为井华水,饶有补阴之功。缸乘河水,播扬千遍,酒沫漂珠,盈溢腾翻,是为甘澜水,独疗伤寒阴症,奔豚诸病。中气水得之非易,饭锅将熟,仰接瓦盆,晨起沐头,毛发润黑。笼下炊汤,弃之恐后,经宿洗面,消减颜色,蛮用净身,引疮发癣。总之,雨露冰雪水诸天,性以四时之节气为衡,河流井泉水诸地,性以出处流止,土壤风化为定。

　　生熟汤、洗儿汤、洗碗水,磨刀水,俱属人为造作,性以随所着物,仿例为裁。

　　虽然吮波别味,病人外藉滋生,源液膏流,玄士专资内养。一则曰:舌下廉泉乞灵乎地,每候潮至,卷舌上向,搅挢数次,随抵上腭,津液自尔涌至,分咽在丹田,炎暑勿渴,劳烦亦不索饮。一则曰:呵熨进气,诚求乎人,气为真火,健运一身,老弱之夫,下元亏损而阳衰,体痹骨疼,晨昏存至,童男少女,偕与寝处而有裨,鼻吸脐吹有投必纳。一则曰:呼吸阖辟,因乎月令,嘘於春令。明目扶肝,呵於夏令,离静火阑,秋口四清金而肺润。

　　冬吹益坎而肾坚,频嘻三焦却除烦热,呼缠四季,脾克消餐,声微息细，功胜神丹，凝神目，左转右旋，双手向顶，且乂且擎，或时抱膝或时耸肩，随又漱津，随又咽涎，循序渐进，守窍通关，由是乃知地为天之根也，氤氲布阴制阳之穴也。水火四环，五运相乘，浸假而枯涸开隙，七情纷至，辗转而耗烁多端，何以明其然也补遗。

补　遗

盖尝览求其精与细焉，荤腥蔬果都是摄生妙药，知节知戒，始为却病良缘。酒浆力专冲突，厥性昏迷，嫌彼生痰助湿，喜其开郁合欢。多釉新筼耗血气而份脾胃，斟禁烂醉，窨熟白酒，御风邪而营卫。量饮毋贪，一切灸熏香，发痰助火，积久必生疽毒，诸般鲜甘肥脆，生肌助气，滥用恐决脾垣，阳虚食狗肉，不宜于血虚发热，痨虫嚼鳗骨，独滑于泄痢肠寒，助脾胃者鲫鱼，利胎水者河鲤。母猪发病，助火鱼虾，疮疡莫啖鸡鹅，痔漏须餐龟鳖，猪首风发，猪肉肌生。蹄生乳汁，腊生脾，牛汁消痰，牛肉养胃，水发瘟，溺去肿，澹菜理崩带精枯，乌鸦止咳嗽骨蒸，水鸡雄补产虚之肿，田螺蚬肉生阴腹之寒，鸡蛋精虚可吞，猪肾腰疼可食，羊肝明目，羊肉补形，蟹爪堕胎，蟹肉散血，须饮诸牲生血，藉其长阴，莫食猪脑肝肠，防其发病。食兔生儿唇缺，食蟹孕妇横横生，蟹壳灰止枕骨疼，兔头骨催难滞产难，鹅掌黄脚指臭烂，鸡冠血涂白癜风疮，牛乳补胃润肠，未宜寒泄，猫肉除瘵防蛊，且利鼠瘘，禽肉发风，兽禽生火，土物性寒破腹，海珍性热生疮，糟发嗽而血耗于咸，宿损脾而肠糜子腐（烂也），莫若菱苗白菜利气利痰，麻腐豆粉，清肠清胃，菜心是发病之苗，茄儿是耗精之物，芋头填饿，克化甚难。

老弱宜非夜，功能止浊，婴儿吞勿宜生，莱菔食消，血损于生，熟偏脾补。甜菜疴发，滑肠可厌，况有毒停。丰本是白浊瘀血之仙蔬，有妨疟症。乌梅去久嗽宿痰之快剪，渴痢更神。西瓜伤暑勋高，干柿热肠凉沁，胡桃祛食积，且止腰疼，痰喘反为孽障，生梨利痰火更消酒渴，寒泄竟是仇家，员眼生血于心熟，枣和脾兴胃，便枯难下，润以榛松。脾湿为殃，至因柚桔，石榴涩血。瓜子生痰，汁露甘，解酒渴而膀胱以利。樱桃珠火发臭而疽毒是媒，鲜柹大寒痢作。荔枝大热，大热血流。鲜瓜破血荣落胎。鲜枣生虫作泄，盐妨吐衄。酱碍臌人，毫窍开葱，独妨虚汗，头目昏蒜能敌臭秽，胡椒能散真气，帮胃火者茴香，栗楔浆吞细细，衰膝再健，葡萄酒醉醺醺，移时便醒。

治伤饮，利水为先，治伤食，吐下为急。适饮适食，不药而期颐，错寒误温，卢扁无上药。

《医药镜》注疏

蒋仪,字仪用,明末清初医家,祖籍浙江嘉兴,生卒年限待考证。其自幼因体弱多病,对医学产生浓厚兴趣,常常研读医书,给自己开方熬药,"栖身药炉丹灶之旁,探渊奥乎古经,订验徵于时手",一边学习,一边观察疗效。他"每自制一剂,沉吟反复,必究其病之从何而生,药之投谁而效",从此医术渐长。令他十分高兴的是,给亲朋好友治病都能有效验,因此对中医药兴趣大增。其曾师从王肯堂弟子张玄映研习医学,并获得王肯堂《医镜》原编,辑订后刊行于世,使原著更加完善。由此可见,蒋仪的学术思想深受王肯堂影响,综观论中所载,注重理论与实践相结合,强调医者应具备扎实的理论基础与丰富的临床经验。其对医书极为看重,曾言:"余每得一书,凡属医药,彻首彻尾,回环数过,稽煅阮蜡,躯玩流连,与病人遇,三指下宛见六经,引为己任。"蒋仪的医学著作在明代乃至后世均产生了深远的影响,尤其是《医镜》《药镜》两部,均被收入《四库存目》,具有较高的学术价值与实用性。

《医镜》是蒋仪辑订的一部医学著作,全书共4卷,内容涉及内外妇儿各科,简明扼要,便于乡里医药之需。每病之下附"药例",对证选药,主次分明,切合临床实用。该书以舌象为诊断依据,认为舌象能反映人体健康状况和疾病的内在变化,具有极高的诊断价值。此外,《医镜》还详细阐述了各种疾病的病因、病机、治法及预后,为后世医者提供了宝贵的参考。

《药镜》是蒋仪仿《医镜》所著的一部药物学著作,从1644

年至 1648 年，蒋仪四易其稿，终成此书。该书是明末关于中药药性理论的重要著作，内容简明扼要、条理清晰、注重实用，收载药物按温热平寒四部分类，并各以骈文括其主治，附拾遗、疏原、滋生三赋以补充遗漏。该书对药物的性味、归经、功效及用法进行了详细阐述，为后世医者提供了丰富的药物知识。该书虽不及《本草纲目》之浩繁，但在中药药性理论的阐述上独具特色，通过独特的药性探究，详述中药功效之精，并注重将每味中药的特性特长进行分疏。具体而言：①药物分类方面。《药镜》共录药 344 味，分温、热、平、寒四类，每类药物均按照其药性特点进行详细阐述。这种分类方法不仅有助于医者快速了解药物的基本属性，也为药物的临床应用提供了重要参考。②药性探究方面。《药镜》通过独特的药性探究方法，详细解析了每味中药的功效主治。书中每药撰骈语数句，述其功效主治，内容简要，便于记诵。这种表述方式既保留了传统中药学的精髓，又便于医者在实际应用中快速查找和记忆。③经络与用药法。《药镜》不仅关注药物本身，还注重经络理论与用药法的结合。书后附有《拾遗赋》，述药 120 种；《疏原赋》，介绍经络、用药法；《滋生赋》，选录 25 种水类药品，另补遗 36 种食品之性用。这些内容的加入，使得《药镜》在药性理论的基础上，更加注重药物的实际应用与配伍。

综上所述，蒋仪并非单纯为研究本草学而论药物，而是以便于医生临床运用为目的，在前人基础上勘定《医镜》与自编的《药镜》相互羽翼，参照研读可更为全面地理解蒋仪"医药互鉴，晓然如镜"的学术特色。

（王 蕾）

《医药镜》藏书线索

明崇祯十四年辛巳（1641）古吴成裕堂刻本：中国中医研究院、长春中医药大学、浙江中医药大学、浙江省中医药研究院。

跋

中医学是一门防病、治病、养生和延年益寿的科学，与西医学同属于生命科学范畴即医学科学，这是中医学的根本属性；但由于中医学在形成和发展的漫长历史过程中，具有特殊的历史背景，使中医学具有浓厚的中华民族传统文化底蕴和内涵，赋予了中医学文化属性；同时，一个地区的历史、地理、人文环境，又赋予了中医学地域属性。这不仅契合了中医因地制宜的学术思想，也产生了诸如津沽、岭南、钱塘、齐鲁、中原、川蜀、吴中、绍兴等医派，各具特色，这些医学流派对于当地的中医学发展起到了积极的推动作用。

津沽中医在数百年来，不断地发展和融合，形成了具有地方文化特点的医学流派，也有人称为"津沽医派"，其中"汇通学派"影响甚广。它根植于中华传统中医文化沃土之中，又繁殖之于津沽大地上，是中医优秀传统文化的重要部分，也是本市中医药文化的宝贵财富；所以我们必须重视津沽中医文化的收集、挖掘和整理。

在弘扬津沽中医药文化方面，天津市中医药研究院、天津中医药大学等本市各级中医机构，响应2020年天津市卫生健康委员会关于"挖掘中医古医籍"的具体要求，做了一些具体工作。

津沽中医传统文化历史悠久，有着丰厚的文化底蕴。自建卫筑城以来，中医药就保驾这里的人们繁衍生息。同时，也不断涌现出一批蜚声杏林的大家，如宋代窦默，以针术及外科闻名于世；明代蒋仪，有"津人之善医者"之称谓；清代高憩云，以外科见长，能治愈一般外科医家所不能治之大症；近代名医张锡纯，在津创立中西汇通医社，力主中西汇通等。同时，也刊行了大量的中医药书籍，如洪吉人《补注瘟疫论》、寇兰臬《痧症传信方》、丁国瑞《治痢捷要新书》《说疫》、窦默《窦太师外科全书》、高思敬《高憩云外科十种》、徐士銮《医方丛话》、戴绪安《验方汇集》、张锡纯《医学衷中参西录》、毛景义《中西医话》等，彰显了津沽中医在疫病、外科、中西汇通等方面之特色。

这些书籍作为系列丛书出版，我认为有其历史意义和现实意义。

一、有助于厘清津沽中医药历史文化的发展脉络，通过研究津沽医派的形成、发展和演变，可以更好地理解中医药文化的传承和发展过程，从而为中医药文化的保护和传承提供历史依据。

二、有助于总结和传承各家中医的特色理论与临床经验，通过研究津沽医派的学术特点，可以更好地提升本市中医药的临床疗效和学术水平。

三、有助于深化中医学与地方传统文化交融互进关系的客观认识，通过研究津沽医派与津沽传统文化关系，可以更好地推动本市中医药文化的创新性发展和创造性转化。

四、有助于提升研究"津沽医派"的现实意义，通过研究"津沽医派"，可以制定现代中医学术流派评价要素体系，提出发展现代中医学术流派的方略与建议，从而推动中医药教育、学术传承、文化传播等有的放矢地开展。

在此谨祝《津沽中医珍籍》系列丛书陆续问世,并愿中医同道,勤求古训,博采众方,传承精华,守正创新!为中医药事业贡献绵薄之力。

国际欧亚科学院院士
中国中医科学院学部执行委员
国医大师
中央文史馆馆员

2025年元月

《津沽中医珍籍》系列丛书总书目

洪天锡《补注瘟疫论》

寇兰皋《痧症传信方》

蒋仪《医镜》《药镜》

戴绪安《验方汇集》《注礼堂医学平举要》

窦默《窦太师外科全书》《针经指南》

徐士銮《医方丛话》

刘济川《外科心法真验指掌》

朱耀荣《三指捷编》

唐载庭《温病析疑》

丁良甫《增补瘟疫论》《治痢捷要新书》《说疫》

张相臣《蘷蘡轩丸散真方汇录》《经验良方》

陈曾源《伤寒课义》《温病讲义》《国医正言》

沈肖卿《伤寒问答》

白之纪《增补痘科辑要》

张砚农《砚斋心悟》（残卷）

房陆《痘科温故集》

高憩云《外科医镜》《逆症汇录》《外科三字经》《外科问答》《六气感证》《五脏六腑图说》《运气指掌》

陈微尘《舌苔新诀》《脉决提纲》《伤寒简要》《温病抉微》
　　　《洴澼良规》
王静斋《养生医药浅说》《王氏家传疹科心法》
毛景义《中西医话》
吴卫尔《中华新药物学大辞典》

尚未收集津沽医家之书目

（以下津沽医家之书目，据《中医古籍联合目录》《中国分省医籍考》《津门医粹文物图集》等书籍的记载，并查阅相关地方志所得。此乃珍籍矣，至今不知所处，如能获之，补录其中，何其幸哉。）

窦默《流注指要赋》《六十六穴流注秘诀》《铜人针经密语》
　　　《医论》
洪天锡《素问解》《灵枢解》
华光炜《引痘略》《引痘新略》
王春园《针灸学编》《咽喉指掌》
张相臣《白喉忌表征驳义》《张相臣增按巫斋居士达生篇》
　　　《医药卫生格言汇编》《民国新本草拾遗》
　　　《丸散真方续录》《时证简要》《医案草》
白之纪《刘氏辑要》《自订痘科心法要略》
毛景义《喉科选粹》《本草分经解》《素问注解》《运气指掌》
丁子良《竹园医话》《竹园白话报》《天津竹园报》《竹园丛话》
　　　《济世良方》《敬慎医室集效方》《养生简易法》
陈曾源《伤寒注解》《伤寒析经》《方脉讲义》《温痧验方汇编》
　　　《疫病翼经》《喉科心经》《瘟病析义》《女科阐经》
赵沛霖《小儿育疗法》

王静斋《古杂病篇诠释》

王绍荫《验方选编》《王氏妇科》

尉稼谦《新国医讲义十四种》《时疫科》《内科杂病学科》
　　　《临症实验录》

陈微尘《四言脉诀》

程介三《医学三字经集注》《痘疹辑要補正》《产宝浅注》
　　　《医库点滴》《治病药方》《广瘟疫论浅注》《医学杂记》
　　　《医学辑要》

杨如候《医学新论》《素灵生理新论》《灵素气化新论》
　　　《温病讲义》《五色诊钩元》

杨达夫《集注叶天士温热论》《温病研究》《内经研究》
　　　《达夫医话》《灵素生理新论》《灵素气化新论》
　　　《温病讲义》《五色诊钩元》《脑病新论》《医学新论》

陆观虎　陆观豹《食用本草学》

王趾周《国医伤寒新解》《传染病中西汇通三篇》
　　　《中西时方妙用》

孙静明《中国医学约编十种》

（2025年春整理）